JN056624

免疫力は
ミトコンドリア
であげる

人はなぜ病気になるのか

安保　徹

三和書籍

はじめに

日本のような進歩した、発展した社会に住んでいると、病気になったら病院に行って解決できると考えるのは、だれでも自然なことのように思うでしょう。しかし、現実は思いのほか、病気は治らないのです。特に「原因不明の難病」というレッテルを貼られて治療を受けても、良い結果は得られないでしょう。

こういう流れから脱却するためには、病気の成り立ちや病気で出る症状の意味を正確に把握し直す必要があると考えます。そして、その把握のためのキーワードがエネルギー生成系です。多くの医学者や臨床家は、ヒトは呼吸で酸素を得て生きていると確信しているでしょう。しかし、真核生物としてのヒトを考えるとこれでは不十分です。嫌気的解糖系の存在も考慮しなければなりません。

解糖系と対比することで、再び好気的ミトコンドリアの働きの理解も深まるのです。ミトコンドリアはエネルギー生成と同時に発熱器官でもあります。病気のとき起こる発熱の意味を正しく理解しないと、病気を治すことはできないでしょう。熱心に炎症を止めて解熱することが病気の治癒を妨げていることが多いと思います。

生き様と病気、病気とエネルギー生成、解糖系とミトコンドリア系などのテーマを本書で追究してみました。皆さんの「病気にならない生き方」の参考になることを期待しています。

安保　徹

本書は２０１５年に三和書籍より発行した『病気にならない生き方』に故・安保徹先生の講演の記録を第７章に加えて新たに発行するものです。本書の展開は「ミトコンドリアに始まり、ミトコンドリアに終わる」と先生が記した通りに、人間に備わる免疫の力の可能性を示しています。

（三和書籍編集部）

免疫力はミトコンドリアであげる　目次

人はなぜ病気になるのか

第2章 ミトコンドリアから体の謎が解けてくる

第3章　過酷な生活は病気の原因

第4章　ミトコンドリアが元気だと癌は小さくなる

第5章　ミトコンドリアの声を聴きなさい

第6章　こうすればミトコンドリアを活性化できる

第7章　エネルギー生成系で知る病気の成り立ち

プロローグ

病気にならないために知っておくべきこと

無理な生き方が続くと、体は壊れてしまいます。

狭心症、糖尿病、腎疾患、膠原病などいろいろな病気がありますが、発症の前に驚くような忙しさなどが自覚できるでしょう。このようなとき、本人は自律神経のうち交感神経が刺激された状態になっています。元気に活動するための神経も行き過ぎると危険なのです。このような基本的なことを知らないと、健康を守ることができません。

特に、日本人はまじめで責任感の強い人が多いので、交感神経緊張が続く生き方になりやすいと思います。長い人生の間には、いろいろ大変なことがありますが、上記したことを心に留めて生きるようにしましょう。無理を続ける原因の根本は、その人の考え方にあります。考え方にゆとりが必要です。

病気にならないためには、リラックスの副交感神経側への偏りも知っておくことが大切です。休息、睡眠、食べることが副交感神経支配下にあります。忙しさとは対極の生き方です。つまり運動不足で休んでばかりいて、いつも食べて満足している生活です。こういう生き方は、筋肉や骨格の丈夫さが維持できなくなり、能力低下で苦しむようになります。日常生活がストレスとなって病気になってしまいます。

日本のように国が豊かになると、子どもでも、家庭の主婦でも、お年寄りでも、楽ができる世の中になっています。普通に生きているつもりでも、不活発で副交感神経側に偏っています。思い当たる人も多いでしょう。特にお年寄りは塩分を控え過ぎて元気をなくしている人であふれています。やる気、気迫は、ある程度の血圧上昇がないと起こせないでしょう。

ストレスが病気に結びつくわけ

次にストレスの生体反応を考察してみます。私たちはつらい目に会うと、交感神経が刺激されると同時に、副腎が刺激されステロイドホルモンが分泌されます。この神経と内分泌の働きで、ストレスを乗り越えるための体調や内部環境がつくられます。低体温、低酸素、高血糖です。この状態が長引けば病気ですが、短いスパンでは大切な体の反応です。

それは、この本の主題であるエネルギー生成系と結びついているからです。

私たちの瞬発力は白筋の働きですが、このためのエネルギーは嫌気的解糖系に依存しています。つまり、息を止めて酸素を遮断して、血流も止めて、瞬発力を得ています。このようにして、危険から逃れて生き延びるのです。ストレス反応の本質が見えてきます。

しかし、ストレスが長引けばやはり病気です。特に低体温と低酸素は、私たちをやつれさせます。嫌気的解糖系と対をなしているのが、好気的ミトコンドリア系です。こちらの方は有酸素と高体温が働くための条件になっています。ストレスで生じた低体温と低酸素はミトコンドリアの働きを弱め、やつれて病気をつくるのです。

エネルギー生成系は、解糖系とミトコンドリア系のふたつから構成されています。これが私たち人間も含めた真核生物の仕組みです。この理解なしには、病気の成り立ちを理解することができません。いよいよ本書のテーマが見えてきたでしょう。学びながら真の健康法を知ってください。

病気の成り立ちとミトコンドリア

ストレス反応とともに、大切な生体反応が炎症です。現代医学や現代医療が、あまり期待どおりの成果をあげていない理由の第一が、炎症反応を正しく理解していないことからきているように思います。紀元前のギリシャ時代の医学から炎症の概念はありました。腫れ、熱、痛みの反応です。炎症自体は私たちにとってうれしくない反応ですが、病気を治すためには必須の条件になっています。「薬で止めるべき対象ではない」ということです。

炎症をつくる主体はプロスタグランジンで、このほかにヒスタミンや炎症性サイトカインなどです。ＩＬ‐１（インターロイキン‐１）は、内因性の発熱因子として知られています。プロスタグランジンはひとつの物質で、発熱、腫れ、痛みをつくるので、プロスタグランジン産生阻害剤である消炎鎮痛剤は、薬の王様ともいうべき存在です。皆さんには、湿布薬、風邪薬、痛み止め、解熱剤などとして知られています。

例えば、ＳＬＥ（全身性エリテマトーデス）やリウマチなどの自己免疫疾患（膠原病）になったとき、炎症がでます。消炎鎮痛剤、ステロイド剤、免疫抑制剤、生物学的製剤などと次々薬が使われていきます。しかし、急性期はいざ知らず、急性期が終わっても、これらの抗炎症剤が長く使われる傾向が日増しに拡大しています。その心は、原因不明の難病なのでしかたがない、炎症は体の失敗という理解です。

ところが炎症は組織修復反応なので止めれば止めるほど炎症はくり返されるというのが本当のところです。火傷でも、ケガでも、霜焼けでも、炎症を起こして治ることに変わりはありません。この辺の理解が、病気の悪化や治癒を左右するキーポイントになるでしょう。

このように病気の成り立ちの理解や治るためのステップとしての生体反応の理解が欠か

せないのです。そしてストレス反応や炎症反応の本体は、エネルギー生成系とつながっています。炎症はミトコンドリアの活性化という働きのなかでつくられている現象です。抗炎症剤の働きは、ミトコンドリアの機能抑制ということにつながるのです。本書の展開で、このような理解が進むと期待しています。

第1章　ミトコンドリアって、なに？

●生命の誕生とミトコンドリア

ミトコンドリア系と解糖系
エネルギーのふたつのつくり方が人の一生を形づくる

私は以前、10年以上、自律神経と白血球の関係を研究し、病気の謎を解いてきました。そして、２００９年からは「エネルギーのつくり方」について考え、研究するようになりました。

私たちはひとつの生き物のように見えますが、今の私たちの体は、実は20億年ほど前に「原核細胞生命体」に「ミトコンドリア生命体」が寄生してできた「真核細胞生命体」をもとにしています。

私たちの体は、エネルギーのつくり方に無酸素系と有酸素系の２通りがあります。無酸素系のエネルギーは解糖系と呼ばれ、原核細胞生命体が行います。一方、有酸素系はミトコンドリア生命体がエネルギーをつくります。

ミトコンドリア系は解糖系より、はるかに多くのエネルギーをつくるこ

原核細胞と真核細胞

原核細胞は、核膜がない細胞で、細菌類や藍藻類がこれに該当する。真核細胞は、核膜で囲まれた核をもつ細胞。ミトコンドリア、葉緑体、小胞体などの細胞内器官を多数持っている。原核細胞である細菌と藍藻以外は、すべての生物の細胞がこれに属するといえる。

とができます。多量のエネルギーを得ることによって、私たちは生き物として大型化し、進化もしたのです。

細胞でエネルギーが十分つくられることによって、細胞はもちろん、細胞によって形成されている組織や器官が機能することができます。

そして、解糖系とミトコンドリア系のふたつのエネルギーのつくり方があることが、私たちの人生を形づくる根幹となっているのです。

私たちは、この世に生を享けて、成長していき、思春期を迎えます。元気いっぱいです。大人になると、社会人としてがんばり、心身ともに充実した年代が続きます。人の親にもなります。しかし、やがて高齢期を迎え、老化して、最後は死に至ります。

誰もが、成長期から、成熟期、高齢期という経路をたどります。それは改めていわれるまでのことではなく、自明の理と思うでしょう。ところが、なぜこういう過程をたどるのかと聞かれたら、答えられる人はほとんどいないと思われます。

どうして、こういう経過をたどって生き、そして死んでいくかというと、それはエネルギーのつくり方に則しているのです。

エネルギーのつくり方から説明すると、成長期は瞬発力が必要な時代です。とにかく、元気に跳び跳ねます。そのため、エネルギーが速くつくられなければなりません。

成人から成熟期にかけては、瞬発力と持久力の両方が必要な時代です。そこでは、解糖系とミトコンドリア系のバランスがとれます。ミトコンドリアは、持久力に必要なエネルギーをつくります。

高齢期になると、瞬発力は低下しますが、持続力は保たれます。それは解糖系のエネルギーが低下し、ミトコンドリア系が主体になるからです。

つまり、一生のエネルギーのつくり方は、「解糖系」から「解糖系とミトコンドリア系の調和」へ、さらに「ミトコンドリア系」にとシフトしていくのです。

エネルギーのつくり方がシフトしていく、その大きな流れは誰においても同じですが、生き方は解糖系、ミトコンドリア系のつくり方に影響を及ぼします。そして、それは健康の維持や病気の発症にかかわります。

前述しましたが、解糖系とミトコンドリア系の2通りのエネルギーのつくり方があることが、私たちの人生をつくる根幹となっています。そのことを生き方や健康増進、病気予防の基本に据えることを、私はすすめたいと考えています。

「成長期＝解糖系」↓「成熟期＝解糖系とミトコンドリア系の調和」↓「高齢期＝ミト

コンドリア系」とシフトする流れを理解すると、どのように生きていけば、健康で充実した人生が送れるかの答えも見えてくるでしょう。

ミトコンドリアはエネルギー工場

おそらく、「ミトコンドリア」という名前、この言葉から、何かを連想するのは難しいのではないでしょうか。

ミトコンドリアとは、真核生物の動植物の細胞の中にある小器官の名称で、大きさは直径1マイクロメートル（1000分の1ミリ）以下です。

ミトコンドリアが入った生命体は、大きく分けて3つあります。ひとつは「真菌」で、もうひとつが「植物」、そして最後のひとつが人間を含めた「動物」です。それらの生命体では、すべての細胞にミトコンドリアは存在しています。

ミトコンドリアの語源は、ミト（ｍｉｔｏ＝糸）とコンドリオン（ｃｈｏｎｄｒｉｏｎ＝粒子）を合成した言葉に由来しています。形は俵形をしています。

小器官という言い方をされますが、生命体、つまり生き物で、細胞のなかで活発な働きをしています。ミトコンドリアの主な役割は細胞内でエネルギーを産生することで、エネルギー通貨といわれるＡＴＰ（アデノシン三リン酸）をつくります。大量のエネルギーをつくるため、エネルギー工場ともいわれます。

ミトコンドリアは、独立した生命体であり、内部に遺伝子ＤＮＡを持っています。

酸素がミトコンドリア生命体を生んだ

ミトコンドリアは、内部に遺伝子を持っていることからも独立した生命体ですが、それでは、独立した生命体がなぜ、動植物の細胞内小器官となるに至ったのでしょうか。

地球における生命の始まりの段階にさかのぼって、そのあらましを説明しましょう。

地球にはじめて生命が誕生したのは、今からおよそ40億年ほど前と考えられています。

その当時、大気中に酸素はなく、窒素や炭酸ガスが中心でした。酸素がないのですから、当然、無酸素で成り立つ解糖系のエネルギーシステムを

嫌気性細胞

嫌気性菌ともいう。酸素量が少ないところでないと発育しない細菌のことで、好気性菌の対語。クロストリジウム、メタン細菌、硫酸塩還元細菌、光合成細菌などがこれに属する。

使って生きるしかありません。初期の原始生物は、無酸素の世界で分裂しながら繁殖していったわけです。これが、単細胞の嫌気性細菌で、原核生物に属します。原核生物は真核生物に対比されるもので、今の細菌類も原核生物です。

その地球に、今から35億年ほど前のこととされますが、光合成細菌が誕生しました。それは海のなかでした。太陽が届く浅瀬で、藍藻と呼ばれるシアノバクテリアでした。酸素をつくる生命体が誕生したのです。藍藻は今も岩礁などで繁殖しています。

それからおよそ10億年たった、今から20〜22億年前に、ミトコンドリア生命体が生まれました。この時点で、大気中の酸素濃度は２％まで上昇しました。ちなみに、現在は大気中には酸素が21％含まれています。

ミトコンドリア生命体が誕生する以前は酸素が０％でした。それが２％に増えただけで初期の原始生物は危機に陥りました。

原始生物は、酸素がある世界では生きられません。原始生物には酸素濃度が２％になっただけで、生存の危機に立たされましたが、そこに酸素を使って効率よくエネルギーをつくる細菌（好気性細菌）が出現しました。この好気性細菌がミトコンドリアという小器官の祖先といわれています。ちなみに、ミトコンドリアは単独の生命体として存在したこともあったようですが、今は単独の生命体としては存在していません。
そしてやがて、解糖系の単細胞生命体（嫌気性細菌）に好気性細菌のミトコンドリア生命体がくっつきます。

解糖系にミトコンドリア系が寄生したのは理由がある

なぜ、ミトコンドリア系生命体は解糖系生命体に寄生したのでしょうか。両者にとってメリットがあったからと解釈すると合理的です。寄生という言葉を使いましたが、解糖系からすると、それは合体だったかもしれません。

ミトコンドリア生命体が寄生（あるいは、合体）した理由は、エサ（乳酸）を求めてのことだったでしょう。

一方、解糖系生命体にとっては、ミトコンドリア生命体が活躍した場所は酸素が消費され、部分的に無酸素になってしまいます。そこに、解糖系生命体の生き残りが避難してくることもあったでしょう。酸素濃度２％の大気中では、解糖系生命体はミトコンドリア生命体を頼るしかありません。

このように互いにメリットがあることから、次第に両者の接近が始まりました。しかし、

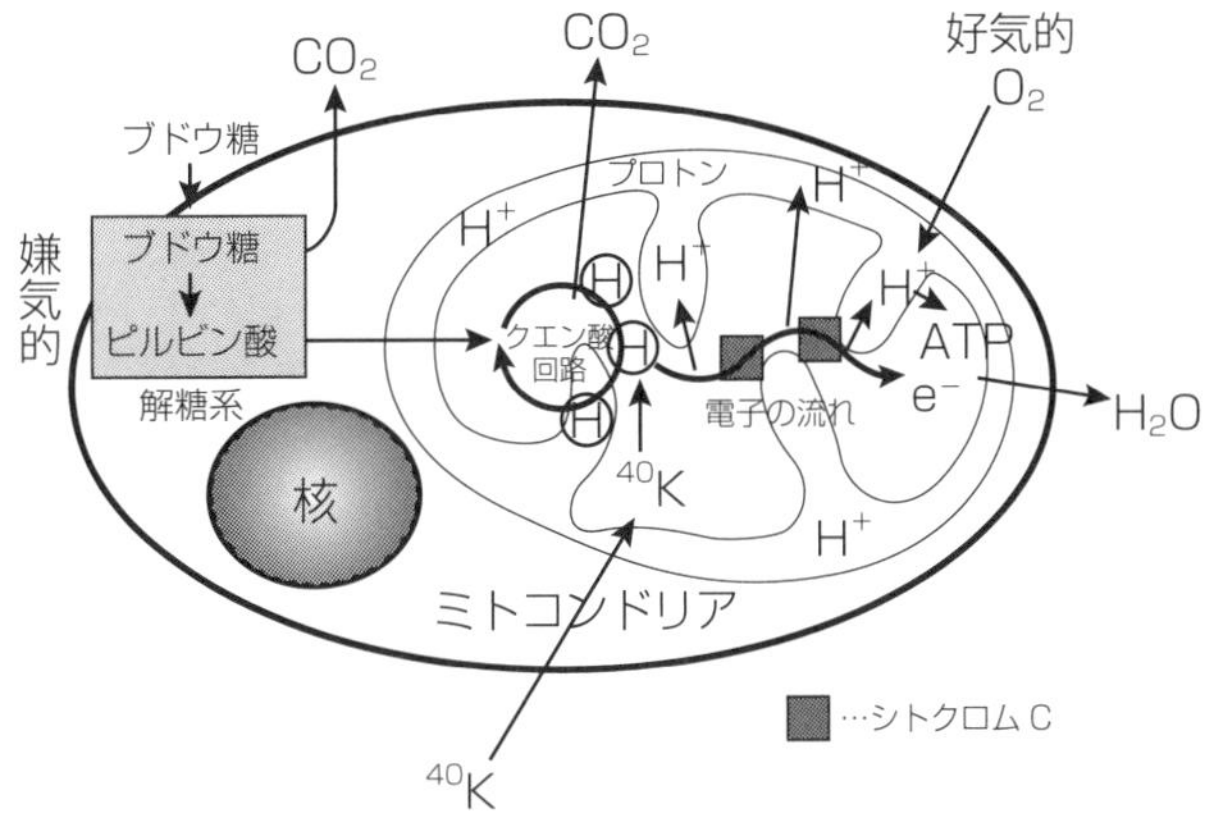

図1　細胞のエネルギー産生

それは円滑には進まなかったと考えられます。ミトコンドリア生命体は解糖系生命体に寄生したものの、解糖系から乳酸をエサとしてもらっても、解糖系生命体が一生懸命に分裂すると自分たちは希釈されてしまいます。供給関係は容易には成立しなかったでしょう。

結局、解糖系生命体の分裂遺伝子を、ミトコンドリアの分裂抑制遺伝子で止めるという仕組みが必要となったのです。

次第に、なかには細胞膜が融合するものも現れ、やがて解糖系生命体を取り込む形で一体化していったのでしょう。解糖系生命体でつくられた糖の一部はミトコンドリアのエサになり、安定した共存が可能になりました。こうして、ふたつの生命体が合体して真核細胞ができました。それが今から約12億年前のことと考えられています。

真核細胞では、ミトコンドリアの働きを抑制すると、もともとの働きである分裂を行うことができます。一方、有酸素で体温が温かくてミトコンドリアがしっかり機能していると、分裂抑制遺伝子を使い分裂、増殖を止められるので、細胞は安定した形で生きていけます。

ミトコンドリア生命体は、もともと独立した生命（好気性細菌）だったわけで、そのため、解糖系生命体に寄生、合体した後も遺伝子（ＤＮＡ）を持っています。しかし、寄生して以降は、本体に自分の遺伝子情報を入れてしまい、単体では生存できなくなりました。ＤＮＡは自分たちの分裂・複製の際にのみ利用し、ほかの働きは細胞本体の核のＤＮＡに委ねてしまっています。

こうして、もとは単独の生命だったミトコンドリア生命体は、ミトコンドリアという小器官に変化していったのです。それが私たちの細胞に棲み着き、細胞内のエネルギー工場として働くようになったわけです。まさか、そんなことがあるのだろうかと不思議に思われるでしょうが、そのまさかが実際にあったのです。

DNA

デオキシリボ核酸のこと。動植物の主に細胞核内に存在し、遺伝機構の本体としてたんぱく質の合成を支配する。一般的には、遺伝子のことをいうことが多い。

私たちの体は最小単位としての細胞で構成されています。その細胞は、もともと解糖系生命体の中にミトコンドリア系生命体が寄生したものです。その結果、多細胞化し、組織、器官がつくられ、生物として大型化し、進化を遂げたことは先に述べました。

●ミトコンドリア系と解糖系の違い

解糖系とミトコンドリア系のエネルギー生成の仕組み

それでは現在の私たちの体で、解糖系とミトコンドリア系の関係はどのようになっているのでしょうか。この関係を理解していただくために、エネルギーがつくられる2通りの仕組みをざっと説明しましょう。

私たちが食事をすると、そこに含まれる栄養素が腸で吸収され、血液やリンパ液をつたって全身の細胞へと運ばれていきます。細胞内でエネルギーの材料となる栄養素は主に糖質（ブドウ糖）です。

ごはんやパン、イモ類、砂糖などに含まれる糖質が細胞内で分解される

ブドウ糖
葡萄糖。単糖類のひとつで、でんぷん、グリコーゲンなどの多糖類の成分。ブドウ糖は血液を介して体の各細胞に届けられ、エネルギーとして利用される。

過程で活動エネルギーが生み出されます。

これが、糖からエネルギーを生み出す解糖系の仕組みです。ただし、ここで生み出されたエネルギーは真核生物として進化した人間の生命活動を支えられるだけの量ではありません。解糖系のこのエネルギーは、瞬時に生み出されます。ミトコンドリア系の100倍の速さでエネルギーをつくります。しかも、瞬時に消費されます。

つくられる量は、原核生物にとっては十分な量であっても、人間の活動においては、瞬発力をまかなうだけで精一杯のエネルギーです。

さまざまな活動をするには足りないわけですが、それを補うエネルギーをつくり出すのがミトコンドリア系のエネルギー工場なのです。

解糖系で分解された栄養素は、ミトコンドリアの内部でさらに分解され、水素がつくり出されます。この水素が、別経路で運ばれてきた酸素と結びつく過程で大量のエネルギーが生み出されるのです。

このエネルギー量は解糖系がつくり出す量の比ではありません。ひとつのブドウ糖分子をもとに解糖系で生み出されるエネルギーが2分子であるのに対し、ミトコンドリア系では36分子ものエネルギーが生み出されるのです。実に解糖系の18倍です。

解糖系は糖質からしかエネルギーをつくれませんが、ミトコンドリア系は脂肪やたんぱく質をも糖質に変換し、エネルギーをつくることができます。

解糖系は瞬発力、ミトコンドリア系は持続力

前の項に続き、くり返しますが、解糖系のエネルギーは瞬発力の発揮に役立ちますが、瞬時に使われ、持続力はありません。それに対し、ミトコンドリア系のエネルギーは、解糖系のように瞬発力・即効性はありません。しかし、水素の活用によって無尽蔵ともいえるエネルギー産生が可能で、その膨大なエネルギー量が、人間のように進化し、巨大化した生物たちの生命活動を支えているのです。

私たちは、生きて生活していくなかで、集中して力を発揮しなければならない場面と、持続して何かをし続けなければならない場面とがあります。

どちらも生きていくうえで避けられないわけですが、その両方に対応するように、解糖系、ミトコンドリア系の2系統のエネルギー生成の仕組みが備わっているといえるでしょう。そして、2通りのエネルギーのつくり方があることが、私たちのさまざまな能力を高めたともいえます。

解糖系は瞬時にエネルギーを必要とする際に働きます。その典型例を挙げると、テニスやバレーボールなどで、スピードの速い球を打つときです。また、１００ｍ走などのように全力で素早く走るときや、重量挙げで重いバーベルを一挙に持ち上げるときなども解糖系が働きます。

こういうときは、呼吸を止めて無酸素状態になっています。そうしなければ瞬時に一気に力を出すことはできません。全力で疾走できないし、バーベルを一気に持ち上げることもできないのです。素早い動作というのは、すべてが無酸素運動で行われますが、それは解糖系の世界なのです。

しかし、全力の行動は長続きしないので、持続力が必要となりますが、そこで登場するのがミトコンドリア系です。持続的に活動する場合には十分な酸素が必要です。ミトコンドリア系は酸素を使ってエネルギーをつくります。一方、解糖系のエネルギーは無酸素運動に使われ、ミトコンドリア系のエネルギーは有酸素運動に使われます。まずは、そのことをしっかり理解しておきましょう。

ミトコンドリアが病気や老化を引き起こし、寿命に限りがあるようになった

初期の原始生物は、無酸素の状態で分裂しながら繁殖していったわけですが、これはいわば不老不死の世界です。栄養がこなくなったり、環境が厳しくなったりすると活動を停止しますが、それで死んでしまうわけではありません。環境に生存の条件が整うと、また活動を始めます。個体が焼け焦げたり、ほかの生物に食べられたりしない限り、ずっと生命は続くのです。

それが現在のような真核生物になってから、生き物として大型化し、進化しました。人間の脳は発達し、非常に高度に複雑な存在になりました。しかし同時に、病気になるし、老化するようにもなりました。不老不死ではなくなり、死は誰にも公平に訪れますが、私はそれでよいと思います。私たちの生命は限りがあるからこそ、生の喜びもあります。

解糖系は無酸素の冷たい世界、ミトコンドリア系は酸素がある温かい世界

ここでおさらいをしておきますと、解糖系とミトコンドリア系はエネルギーのつくり方が違います。解糖系は無酸素でエネルギーをつくり出し、ミトコンドリア系は酸素を使ってエネルギーをつくり出します。

ミトコンドリアが多い細胞は、3歳までに細胞分裂は終わり、それ以後はほとんど分裂は起こりません。一方、ミトコンドリアが少ない細胞は活発に細胞分裂をくり返し行います。

そして、ふたつの世界には根本的な違いがあります。

それは、解糖系が冷たい世界で、ミトコンドリア系は温かい世界であるということです。「無酸素の冷たい世界」と「有酸素の温かい世界」の違いは、エネルギーがつくられる2通りの仕組みと健康、病気の関係について知るうえで重要です。

健康と長生きのための予備知識　①

健康診断と人間ドック

自分が健康であるのか、病気の一歩手前であるのか、を知るために健康診断があります。

学校の生徒でも、社会人でも、一般市民でも健康診断が受けられます。調べる項目が身長、体重、視力くらいなら問題が無いのですが、ここに血圧やコレステロール値などが入り込んでくると話が複雑になってきます。

血圧やコレストロール値が決定される仕組みをよく理解せずに、正常値を低く設定し過ぎているからです。元気な働き盛りの人なら血圧が 150 や 160㎜ Hg くらいで生きています。

しかし、今の基準ではこのような元気な人は病人にされてしまいます。悪玉といわれている LDL コレステロールは、細胞膜やホルモンの材料です。元気な人は、この材料の要求度が高いので、値も高くなっているのです。

この流れは、人間ドックでも同じです。元気な人が病人扱いされ、降圧剤や抗高脂血症剤を飲まされたら本当の病気になってしまいます。

第2章　ミトコンドリアから体の謎が解けてくる

●ミトコンドリアが解き明かす体の仕組み

ミトコンドリアから、体の生理や仕組みの謎がわかる

ミトコンドリアは、体のさまざまな生理や仕組みにかかわっています。

私たちの体の組織や器官のなかには、ミトコンドリアがたくさん存在している組織や器官があります。一方で、ミトコンドリアが少ししか存在しない組織や器官があります。そして、それらはそれぞれ、多く存在する理由、少ししか存在しない理由があります。

それらの理由は、いずれも合目的です。たとえば、1章で解糖系の世界のエネルギーは瞬発力で、ミトコンドリア系の世界のエネルギーは持続力と述べました。骨格筋には白筋と赤筋がありますが、それぞれ解糖系、ミトコンドリア系に対応しています。

生殖器に関しても、男女で、男性は解糖系の世界、女性はミトコンドリア系の世界の違いがあります。

プロローグで述べましたが、人は年代によっても、解糖系の世界に生きることもあれば、ミトコンドリア系の世界に傾く年代もあります。

解糖系とミトコンドリア系からみると、体のさまざまな生理や仕組みの謎が手に取るよ

うにわかってくるのです。

ミトコンドリアの数は組織や器官によって違う

ミトコンドリアは細胞の中に存在しますが、ひとつの細胞にひとつではありません。体の組織や器官によりますが、ひとつひとつの細胞に平均して数百から数千ものミトコンドリアが点在していることがわかっています。

しかも、組織や器官によって、ミトコンドリアが多いところや少ないところがあります。ミトコンドリアが圧倒的に多いのは、心筋細胞、骨格筋（横紋筋）の赤筋、脳神経、肝臓です。

赤筋は深層筋（体の深部にある筋肉＝インナーマッスル）とも呼ばれ、ひとつの細胞で5000個ものミトコンドリアが働いているともいわれます。横隔膜も横紋筋で、ここも飛び抜けてミトコンドリアが多いところです。

脳神経には4000個、肝臓には2000個のミトコンドリアが確認されています。そして、成熟した卵子に至っては、じつに細胞ひとつに10万個ものミトコンドリアが存在しているのです。

ミトコンドリアが多い細胞は、3歳までに分裂が止まり、それ以降は分裂しません。心筋などは、胎生期から出生の後まで分裂して、それ以降は分裂しないのです。

ちなみに、脳神経の細胞が分裂しないのに、人間はなぜその後、能力を高め、賢くなるのだろうかと、不思議に思うかもしれません。その理由は、脳細胞は増えませんが、樹状突起で細胞と細胞の連結を密にして、ネットワークを複雑にするためです。

一方、ミトコンドリアが少ないのは、骨格筋の一部（白筋）、皮膚、腸管上皮、骨髄、胸腺、精子です。これらの組織・器官で細胞1個に含まれるミトコンドリアは200個程度です。

ミトコンドリアが多い組織・臓器と、ミトコンドリアが少ない組織・臓器には、それぞれ共通していることがあります。

前者のミトコンドリアが多い細胞に共通しているのは、ミトコンドリアを働かせるために多量な酸素が必要であるということであり、一方、後者に共通しているのは酸素が不要であるということです。

ミトコンドリアが少ない組織・器官の細胞は、ミトコンドリアが少ないためにミトコンドリアの細胞分裂抑制遺伝子が働かないので、活発に分裂をくり返します。

皮膚細胞は、免疫の役割を担っていることから、活発に分裂します。また、体表面にあるため、傷つきやすく、傷を修復するためにも活発に分裂します。

骨髄の造血細胞は、赤血球をつくるところで、常に赤血球をつくらなければならないため、細胞分裂を活発に行います。腸管上皮細胞は、体の内と外を分け隔て、感染を防御するバリアとして働いています。そのため、活発に分裂することが必要です。

赤筋にミトコンドリアが多く、白筋に少ないわけ

さらに、ミトコンドリアが多い組織・器官、少ない組織・器官について、それぞれの多寡の理由について続けて説明しましょう。

その格好の例に骨格筋があります。骨格筋は、骨に付着し、姿勢の保持や運動に働く筋肉のことをいいます。

骨格筋には、赤筋と白筋があります。赤筋にはミトコンドリアが多く存在し、白筋にはミトコンドリアはあまりありません。この赤、白の色の違いには、ミトコンドリアの多寡が関係しています。ミトコンドリアが多い筋肉は赤い色をしています。なぜ、赤い色なのでしょうか。

ポルフィリンという有機分子が鉄を取り込んだものをヘム鉄といいます。ヘム鉄がグロビリンというたんぱく質と結合すると、ヘモグロビンになります。

酸素はヘモグロビンの鉄と結合し、血液によって全身に運ばれます。ミトコンドリアは、酸素を受け取って貯蔵するために、シトクロム、ミオグロビンなどのたんぱく質を持っています。これらのたんぱく質は赤いため、ミトコンドリアが多い筋肉は赤く見えるのです。

赤筋は、体の深部にあり、体幹を構成する重要な筋肉で、姿勢を保つうえで大事な働きをしています。赤筋は持続力をもたらします。

有酸素運動は、持続力です。有酸素運動は体によいといわれますが、その理由は、赤筋に酸素を多く運搬でき、細胞でミトコンドリアの産生が活性化されるからなのです。ただし赤筋は、鍛えても筋肉隆々にはなりません。ミトコンドリアが多く、細胞分裂をしないからです。

一方、皮膚や精子や白筋はミトコンドリアが少ないために白く見えます。

白筋は、解糖系の細胞分裂の瞬発力の世界です。重量上げでバーベルを一挙に上げる際には呼吸を止めます。息を止め、無酸素の状態にすることで、解糖系が活性化し、白筋の働きが高まります。解糖系のエネルギーが瞬時につくられ、重いバーベルを上げることができるし、筋肉が発達するのです。

無酸素でつくられる解糖系のエネルギーを使う典型のスポーツにはほかに、前述した陸上の100m走などの短距離走があります。相撲もまた、呼吸を止めて解糖系の世界で闘います。

解糖系のエネルギーは危機に対応するためのもの

解糖系は無酸素の冷たい世界です。そのため、細胞でのエネルギー生成が解糖系に大きく傾いたとき、体内は低酸素・低体温になっています。

その典型は、危機に際して、危機を乗り越えるために全力で逃走するときでしょう。こういうとき、細胞の解糖系がフル回転します。それによって体は低酸素・低体温になるのです。

解糖系は、「糖を分解する」と書きます。このことからもわかりますが、解糖系は食べ物の栄養素によってエネルギーをつくり出す仕組みです。

その主力となる糖質（ブドウ糖）は、血液を通じて細胞内に運ばれ、細胞膜の近くでピルビン酸という物質に分解されます。ピルビン酸も糖の仲間ですが、ブドウ糖が6炭糖であるのに対し、ピルビン酸は3炭糖です。要するに、6炭糖が3炭糖に分解される際に活動エネルギーが発生するのです。

炭素結合が半分にちぎられるだけの反応です。それに比べて、ミトコンドリア系のエネルギー生成は何段階も必要であり、複雑です。解糖系のほうがエネルギーのつくり方が簡単ですから、ミトコンドリア系の100倍もの速さでエネルギーがつくり出せるのです。

解糖系は、すぐにエネルギーがつくられるので、とっさの出来事に対応するなど、瞬間的に力を出すことに役立ちます。解糖系がつくり出すエネルギーの量はミトコンドリア系の18分の1に過ぎませんが、この即効性が危機に対応する機敏な行動の源になっているわけです。

機敏な動作のときは、ステロイドが分泌され、それによって時に応じてすばやく判断し、行動することができるのです。

ただし、ピルビン酸が生成される過程で乳酸も生まれます。乳酸は疲労物質であるため、解糖系のエネルギーに頼っているだけではすぐに息切れし、スタミナは切れ、長続きしません。

そこで、ミトコンドリア系の出番となり、持続的に活動するためのエネルギーがつくられるのです。どのようにエネルギーがつくられるかというと、乳酸は血液を伝って肝臓に運ばれ、そこで再びブドウ糖がつくられるのです。このブドウ糖は、筋肉や肝臓のミトコンドリアによってエネルギーに変換され、持続力に使われます。

全力疾走など激しい運動をした後、口を大きく開けてハアハアと息を吐き、せわしなく呼吸をくり返すのは、たくさん酸素を吸い込むことでミトコンドリアを稼働させ、解糖系で生じた乳酸を再びブドウ糖に戻すためなのです。

ただし、この状態が長く続くと、肝臓のミトコンドリアに負担がかかり、臓器としての肝臓の働きそのものが低下してしまいます。

生殖器は男性が解糖系、女性がミトコンドリア系

生殖器も、男性と女性でエネルギーのつくり方が違います。

女性の生殖器は、骨盤の中におさまっているのに、男性の性器は体の外に出ています。なぜ飛び出しているのだろうかと不思議に思うのではないでしょうか。男女ともに、医学的にも解明されていないことは多いのですが、エネルギーのつくり方から考えるとわかってきます。

男性は解糖系の世界で、女性はミトコンドリア系の世界です。男性の精子に存在するミトコンドリアは1細胞あたり100～200個ですが、女性の卵子にはおよそ1細胞あたりに10万個が含まれています。男女でこんなにも数が違うのです。

精子は解糖系の世界ですから、低酸素・低体温の状態で活性化し、分裂をくり返し、細胞の数を増やします。

男性器が体の外に飛び出していることには理由があります。それは、精子を冷やし、分裂をうながすためです。男性は1回の射精で億単位の精子を出しますから、分裂を盛んにして精子をたくさんつくることが求められるのです。

精子をつくっているのは精巣という器官ですが、男性が胎児の頃はまだおなかのなかにあるため温かく、分裂は始まっていません。そして、赤ちゃんとして誕生するまでに、精子は陰嚢という体の外につくられた袋状の器官に下りてきて、ここで分裂が始まるのです。

外気にさらされやすい陰嚢は、体内に比べて温度が約5度低いため、精子の分裂が進みやすい環境にあります。この5度の差が大事なところです。というのは、さらに冷えると、解糖系にもミトコンドリア系にも不利になり、凍死につながってくるからです。

一方、卵子は、出生後は極限まで温めて、ミトコンドリアの数を増やし続けます。女性は数百個の卵子（卵母細胞）を生涯体の奥深くに抱いて温め、ひとつずつ排卵します。こちらは温かさが命です。

女性は、生まれた段階で一生に必要な卵子（卵母細胞）を持っています。そのため、分裂して卵子の数を増やす必要はありません。温めて、じっくりと成熟させることが基本になります。

女性は冷えに弱く、冷え性に悩む女性は多いのですが、その理由は、何より生物として卵子を守らなければならない面があるからでしょう。

必要に応じて分裂する細胞もある

解糖系の世界は分裂の世界で、ミトコンドリア系の世界は分裂をしない世界です。それでは、分裂する世界と分裂しない世界のふたつに完全にくっきりと分けられるかというと、そうでもありません。

実は、骨や筋肉、線維芽細胞、マクロファージ、赤血球などは、必要に応じて分裂します。

線維芽細胞は、結合組織を構成する細胞で、コラーゲンなどをつくり出します。マクロファージは白血球の一種の免疫細胞です。赤血球はヘモグロビン（血色素）を持ち、細胞に酸素と二酸化炭素を運び、ガス交換を行います。いずれも、生命活動に重要な役割を果たしている特別な存在のため、必要に応じて分裂すると考えられます。

これらは3つに分かれます。そしてこの3つは、3層を成している胚葉の各層に相当しています。胚葉は、外胚葉、内胚葉、中胚葉の3層を形成しています。胚葉とは、多細胞動物の発生過程で、嚢胚期以降に形成される細胞層のことです。それぞれ特定の器官へと分化します。

外胚葉は表皮など体の外側の器官です。腸管上皮も皮膚と同様、体の外です。内肺葉は体の内部で、脳や心臓が該当します。そして、中肺葉は外肺葉と内肺葉の中間に位置づけられ、骨や筋肉、線維芽細胞やマクロファージ、赤血球などがこれに該当します。

●解糖系とミトコンドリア系のバランスが健康を保つ

解糖系とミトコンドリア系はエネルギーを融通し合うわけではない

解糖系とミトコンドリア系の2系統のエネルギーのつくられ方があることについて、このふたつを区別せず、同じ目的に、同じように使われたらよいのにと思うかもしれません。

しかし、高度に複雑な仕組みを持っている人間の体は、そのように単純化されにくいでしょう。というより、複雑なエネルギー生成の仕方を発展させてきたというべきでしょうか。

解糖系もミトコンドリア系もＡＴＰ（アデノシン三リン酸）をつくりますが、両者はＡＴＰを融通し合っているわけではありません。ＡＴＰはひとつの細胞のなかでつくられ、その細胞で使われます。

解糖系は細胞分裂を促進し、無酸素で瞬発力を発揮するエネルギーに使われます。一方、ミトコンドリア系は細胞分裂を抑制し、たんぱく合成のエネルギーに使われます。

両者の使われ方は違いますが、両者がＡＴＰを融通し合うことはありません。しかも、ひとつの細胞のなかでも融通し合ってほかの細胞に回すということはないのです。これはエネルギー生成とエネルギーの使われ方における大きな特徴のひとつです。

ＡＴＰ
アデノシン三リン（燐）酸の略で、エネルギー生成の過程でつくられる。エネルギーの放出・貯蔵、物質の代謝・合成に重要な役割を果たし、エネルギーの通貨とも言われる。

解糖系もミトコンドリア系も、エネルギーはそれぞれ特定の目的のためにつくられ、使われ、消費されていくのです。

体内のバランスを整えて健康になる

解糖系がブドウ糖1分子で2分子のATPをつくるのに対して、ミトコンドリア系はブドウ糖1分子で36分子のATPをつくり出します。ミトコンドリア系はエネルギー産生の効率がよく、そのこともあって、一般的にはとかく、ミトコンドリア系にばかり目が行きます。

ミトコンドリアに関する本はたくさん出版されていますが、そのほとんどがミトコンドリアだけを重視しています。極端な場合、解糖系に関する記述はわずか数行のものもあります。

本当は、エネルギー産生の効率を除外して、解糖系とミトコンドリア系というふたつのエネルギーのつくり方について考えなければなりません。それが私の持論です。

なぜなら、解糖系を除外して、ミトコンドリア系からのみ物事を考えると、私たちの行動の半分は抜け落ちてしまいます。ここは非常に重要なところです。

エネルギー効率を除外すると、解糖系とミトコンドリア系は1対1の比率（両者が50％ずつ）で使われているのです。

その典型は筋肉です。筋肉は、解糖系の白筋は瞬発力に使われるし、ミトコンドリア系の赤筋は持久力に使われます。私たちは、瞬発力を使う必要があるときもあれば、持久力を使う必要があるときもあります。

どちらか一方さえ使えればよいというものではありません。基本的なこととして、両方が使え、瞬発力も持久力も発揮できます。解糖系とミトコンドリア系が1対1で使われるということは、こういうことなのです。

それは人間が調和がとれた存在であるということでもあります。人間以外の生物は、解糖系かミトコンドリア系のどちらかに偏っていることが多く、たとえば魚はマグロやカツオは赤身ですが、それは回遊し、運動量が多く、そのためミトコンドリアが多いからです。

一方、タイやヒラメなどの白身魚は、波間に漂ったり海底の砂のなかに潜り込んだりしながら、エサに食らいつくときだけ一気呵成に動きます。エネルギーの使われ方が瞬発力に偏っていて、白筋＝解糖系が発達しているため身が白い色をしているのです。

このほか、動物や鳥の肉も、種類によって色は赤か白の違いがありますが、それはそれぞれ、エネルギーのつくり方が解糖系かミトコンドリア系のどちらかに偏っている証拠なのです。

人間だけが解糖系とミトコンドリア系のバランスがとれています。

男女の生殖は20億年前の合体の再現

解糖系とミトコンドリア系の違いが、明確にわかるものに男女の生殖があります。

男女の出会い（生殖行為）の起源は謎に包まれており、いまだに解明されていません。

しかし、生命の進化の歴史をたどっていくと、その出会いの起源はおよそ20億年前の解糖系生命体とミトコンドリア系生命体の合体にさかのぼることができます。

20億年前に新しい真核生命体となった私たちの祖先は、それまでの不老不死の世界を失いました。酸素による老化が避けられなくなったためですが、老化による死滅を乗り越えるのが精子と卵子の合体でした。こうして子孫を残し、生命を次につなげていきます。

つまり、20億年前の合体を生殖という形で再現し、くり返しているのが、オス（男）とメス（女）に分かれた私たちの本当の姿です。合体をやり直して、新しい生命を再出発させます。

ミトコンドリア遺伝子は母系遺伝です。受精してからの出だしは、ミトコンドリアが多いために分裂はゆっくりです。やがて、ミトコンドリアの数をだんだんに減らしていきますが、それにつれて分裂が速くなります。

そして、胎盤を介して酸素を受け取るようになりますが、そうなると酸素分圧は5分の1以下に下がります。酸素分圧とは、全体の気圧に占める酸素の圧力です。

酸素が少ない解糖系世界に移行するわけで、その内部環境がそれまでの分裂抑制を解除します。つまり、この時点からは解糖系エネルギーを得て、分裂の速度は上昇し、盛んに分裂していきます。こうして、母胎で育っていくのです。

なお、1章で解糖系生命体とミトコンドリア系生命体の合体について説明しましたが、補足しますと、ミトコンドリアが解糖系生命体に寄生したと考えるのが自然と考えられます。ミトコンドリアの外膜は、同時に解糖系の膜でもあります。ミトコンドリアが解糖系生命体に入って、外側の膜を提供したという見方が成り立ちます。

しかし、この問題を卵子と精子から考えると、卵子というミトコンドリア生命体に解糖系生命体が入り込んだとも考えられます。解糖系生命体はミトコンドリア生命体に乳酸というエサを供給しながら、安全な環境としてミトコンドリア生命体に入り込んだという可能性もあります。

どちらが本当なのかはわかりませんが、私は今の段階でも両方の説を平行して支持しています。

オーストラリア牛のおいしさはミトコンドリアの味

先に、地球上の生物のなかで人間だけが解糖系とミトコンドリア系のバランスがとれている存在であると述べました。ほかの生物は、両者の比率がどちらか一方に偏っていることが多いのです。

肉や魚などの味も、ミトコンドリアが関係しているというと、驚かれるかもしれませんが、ミトコンドリアが味をつくっている面があるのです。

魚は赤身の魚と白身の魚で味がはっきりと違うし、肉も赤身肉と霜降り肉では味が大きく異なることは誰でも知っているでしょう。

鶏肉では、鶏皮はミトコンドリアが少なく、分裂をしているので白く見えます。ところが砂肝は赤い色をしています。砂肝は胃の一部で、いつも消化のために動いて休むことがなく、ミトコンドリア豊富なためです。

和牛のおいしさは、霜降りに代表されます。脂肪ののった霜降り肉は和牛の特徴です。一方、オーストラリア牛の肉は赤身が濃く、しっかりしています。

日本では、脂肪がのった霜降り肉が最高の肉とされていますが、はたしてそうでしょうか。脂肪がのった和牛は、「口に含むと、溶けるような味」などと言われます。が、実際は、肉はふにゃふにゃしています。やわらかいけれど、味はありません。塩などで味付けして、はじめて食べられるという感じです。テレビで霜降りの和牛を食べる場面を見ることがありますが、食べたタレントさんは、「やわらかい」とは言いますが、「おいしい」とは言いません。

一方、オーストラリア牛の肉は赤身が多く、赤い色が濃く、肉質が充実しています。硬く、噛むと歯ごたえがあり、噛んでいると味が出てきます。赤身の赤い色はミトコンドリアで、その味はミトコンドリアのおいしさなのです。

和牛とオーストラリア牛の肉質の違いは、飼育の仕方の違いに起因しています。

和牛は、早く太らせ、霜降りにするために運動をさせません。一方、オーストラリア牛は、放し飼いにして、干し草と牧草だけで育て、運動ばかりさせています。

オーストラリア牛は、よく運動をするので、肉が引き締まっているのです。赤身の肉を食べると、それはミトコンドリアを食べていることになります。鉄分子が摂取できるし、たんぱく質も多いので、食品として体によい肉です。一方、和牛の霜降り肉は、ほとんどが脂肪ですから、脂肪ばかりを摂取することになり、健康によいとは言えません。

オーストラリア牛は、よく運動し、太陽光にもよく当たるから、ミトコンドリアが多いのでしょう。このことは、私たちがミトコンドリアと健康の関係を考えるときのヒントにもなります。

和牛は飼育にビールを飲ませることがあります。霜降り肉の牛を育てる秘訣ともいわれているようですが、牛は本来草食で、穀類は食べません。糖は牛にとっては危険だから、糖を摂取すると脂肪に変換してため込むのです。牛に対して、非常にむごいことをしています。

高気圧のときに元気が出るのはミトコンドリアパワーが上がるから

気候は私たちの気分や体調に影響し、気分を左右する面があります。梅雨の湿気が多く、じめじめした日は気が滅入るものです。また、冬の曇天、しかも風が強く、寒い日は、気分はあまりよくはならないし、外出しようという気になりません。気候によって、関節の痛みや虫垂炎が悪化することもあります。

気候と気分、体調の関係では、高気圧のときに私たちは元気が出るし、一方、低気圧のときは元気があまり出ません。

この違いは、酸素の多寡に起因しています。

高気圧のときは大気中の酸素が多いし、低気圧のときは酸素が少ないからです。そのため、高気圧のときはミトコンドリアが活性化し、体内の活性酸素が増えるから、気分も晴れ晴れするし、元気が出ます。活性酸素が元気を満たすもとになっているのです。

一方、低気圧のときはミトコンドリアが活性化せず、ミトコンドリアパワーが下がり、体内の活性酸素が減るから、そのぶん、心身ともに元気が出ないのです。

ちなみに、活性酸素に対処するのが抗酸化で、抗酸化作用がある物質をよく摂取すると、癌などの病気の予防に役立ちます。高齢になっても、抗酸化作用がよく働いていると、癌などの病気の予防には役立ち、老化するのも遅くなりますが、しかし、活力は低下します。

日本海側の雪国に冬季うつ病が多い理由

日本海側の雪国では以前から、冬季のうつ病が多いことがわかっています。

その理由は、太平洋側の地域に比べて、日照時間が短いからだといわれています。日照時間が短く、太陽に当たらないと、脳内物質のセロトニンがあまりつくられません。セロトニンの不足が、うつ状態を引き起こすと一般的には説明されていますが、うつ病セロトニン原因説はあくまで仮説です。

日照時間が短い地域でうつ病が多いことは、世界的に共通しています。なぜ、うつ病が増えるかというと、それは太陽光に当たる時間が短いと、ミトコンドリアが活性化しないし、あまりつくられないからです。太陽光に当たると、紫外線がミトコンドリアを活性化し、ミトコンドリアを増やし、ミトコンドリアパワーを増大させます。人は普通、太陽に当たると元気が出るものですが、その元気は紫外線とミトコンドリアがもたらしてくれるのです。

太陽光にあまり当たらないと、元気が出ないし、うつ的な気分に陥ってしまいますが、それは自然な反応なのです。

解糖系とミトコンドリア系の両方が正常に働いて健康が保たれる

解糖系とミトコンドリア系がＡＴＰを融通し合わないことは先に述べました。ふたつはせめぎ合いますが、しかし、対立した関係ではありません。絶妙な関係にあるというのが適切でしょう。

たとえば、皮膚は、太陽光の紫外線にさらされます。皮膚は免疫器官でもあるし、細胞分裂を活発に行う必要があります。皮膚は解糖系の世界で、みずみずしさが保たれるのも、細胞が活発に分裂するからです。

ところが、健康な皮膚が保たれるためには、血液循環が良好であることも大事な条件です。血流が促進されるには、ミトコンドリアが活性化しなければなりません。

ですから、皮膚はミトコンドリアが少ないのですが、ミトコンドリアはどうでもよいというわけではないのです。

同じことが、腸管上皮の細胞にもいえるでしょう。

解糖系の組織・器官も、ミトコンドリアの数は少ないものの存在します。

そして、それらが働くことによっても、健康が保たれるし、病気が予防で

紫外線

日光の可視光線の７色のスペクトルの紫色部より外側にあって、目には見えない電磁波光線。可視光線より短く、Ｘ線より長い。太陽光線のほかに水銀灯の中にも含まれ、殺菌作用がある。物の色を褪せさせ、皮膚を黒くする。ビタミンＤの生成などにも役立つ。

きるのです。

●子どもは解糖系の世界

成長期は解糖系の世界

私たち人間は、解糖系、ミトコンドリア系の2通りのエネルギーを巧みに使い分ける能力を持っています。

それは人の一生をたどっていくとわかります。

まず、生まれたばかりの頃は、まだ細胞分裂が盛んであるため、無酸素の解糖系が優位に働きます。興味深いことに、ミトコンドリアは誕生時にはほとんどなく、出生時の肺呼吸と同時に増え始めるのです。ちなみに、母胎にいるときは、エラ呼吸です。

そして3歳を過ぎたあたりから、ミトコンドリアはかなりの数に上ってきます。

「三つ子の魂百まで」という言葉のとおり、確かに私たちの体は3歳までの時期に盛んに細胞が分裂を行い、脳や心臓などの主要器官が形成されて賢くなり、その人の一生の基礎ができます。

解糖系による分裂によって、成長は3歳を過ぎて以降もゆるやかながら続いていきます。子どもは解糖系の世界のため、子ども特有の性質がありますが、それはおよそ18歳から20歳で終わり、成長が止まります。その理由は、ミトコンドリアの増加によって、かつてミトコンドリアが持ち込んだ分裂抑制遺伝子が働き、分裂がしだいに抑制されるからです。

正確には、精子や皮膚、髪、骨髄、腸の上皮には分裂が残りますが、そのほかの部分では分裂が止まり、解糖系の機能は縮小します。そして徐々にミトコンドリア系の有酸素運動が盛んになってくるのです。

子どもは、いつも跳び回って元気ですが、それは解糖系の無酸素運動が活発なため、瞬発力のエネルギーがあり余っているからです。しかし、持続力がないため、跳び回りはしますが、長距離走まではできません。

飽きっぽく、おもちゃや道具を使って遊んでも、片付けまで気が回らないために散らかしっぱなしですが、それも解糖系の世界に生きているためです。それが思春期を迎える頃から、どんどんおとなしくなってきます。それは、思春期の頃から解糖系が縮小し、ミトコンドリア系が活発になっ

有酸素運動と無酸素運動

有酸素運動は、呼吸を確保し、酸素を使って糖質や脂質からエネルギーをつくりながら行う運動。無酸素運動は、糖質や脂肪を使わずに、無酸素下で筋グリコーゲンやＡＴＰを一気にエネルギーに換えて行う運動。

てくるからです。

子どもは食欲旺盛

子どもの頃、早朝に目が覚め、そのときにおなかが空いてどうしようもなかったという経験がある人もいるでしょう。

解糖系優位の子どもの頃は日中、かたときもじっとしていないものです。忙しく動き回るので、夜は熟睡するし、早くおなかが空きます。早朝に目が覚めたら、おなかが空いてたまらないのは、解糖系のエネルギーに依存しているからです。

そして、成長期になると、食欲はぐんと増し、ごはんを何杯もお代わりするようになります。1日に3食では足りず、おやつもいるし、1日4食の子もいるし、なかには5食の場合もあります。

成長期には成長するためのエネルギーが必要ですが、解糖系のエネルギーは生成されるのは速いけれど、消費されるのが速いことも特徴です。そのため、成長期の子どもは、おやつが必要ですし、1日に4食や5食必要ということもあるのです。

しかし、成長期を過ぎ、大人になると普通は自然に食事の量は減ってきます。それは、エネルギー生成が解糖系にだけ依存するのではなく、ミトコンドリア系でもエネルギーがつくられるようになるからです。

ミトコンドリア系は、解糖系に比べて格段にエネルギーがつくられる効率がよく、たくさんつくられます。ミトコンドリア系は持続力に使われるエネルギーですから、多少空腹の時間が続いても、エネルギーが不足することはなく、空腹に耐えられるし、活動を続けられるのです。

そして高齢期になると、解糖系からミトコンドリア系に完全にシフトするので、一般的には食べる量はさらに減っていきます。

寝る子は育つ

子どもは成長第一ですから、成長するためには細胞がどんどん分裂しなくてはなりません。

体は夜、就寝中に成長しますが、そのためには血流を止めなければならないのです。「寝る子は育つ」とか、「子どもは育つ」といいますが、子どもの世界は独特な、独自のものなのです。

子どもはそろそろ寝るというときに、手足が非常に熱くなってきます。こうして放熱し、解糖系の分裂の内部環境をつくるわけです。

眠りにつくと、心臓の働きが抑えられ、血圧が下がって脈拍が減ってきますが、それは副交感神経の働きによります。

そこで重要になるのが解糖系の働きです。先に、体が成長するためには血流を止めなければならないと述べました。

細胞がどんどん分裂する条件をつくるには、血流を止めないといけないのです。血液がドロドロになって細胞に酸素が送れなくなったとき、解糖系が目を覚まして、細胞が分裂します。

解糖系が働くと成長ホルモンが目覚め、成長ホルモンが分泌されます。解糖系と成長ホルモンの働きに全身が同調して背が伸びるのです。成長ホルモンは骨や筋肉を育てます。

解糖系が働くときに成長するのは、植物も同じです。太陽の光が遮断されたときに背が伸びています。その典型はモヤシやウドです。

ちなみに成長ホルモンは、成長が止まった大人も夜間就寝中に分泌され

交感神経と副交感神経

自律神経は意思とは関係なく、体の働きを支配している神経で、活動時に優位に働く交感神経と、休息時に優位に働く副交感神経から成る。両者のバランスが保たれていれば健康が維持できるが、ストレスなどでバランスが崩れると体調を崩したり病気になったりする。

ますが、しかし、いくら分泌されても、背が伸びるわけではありません。実は大人は、成長ホルモンは皮膚や腸管上皮、骨髄細胞の分裂に使われます。

すなわち、新陳代謝に使われています。だから、早寝して十分に睡眠をとると、翌朝は肌の色艶がよいのです。一方、睡眠時間が短い人は、肌が荒れますが、これは腸の荒れも表しているわけです。睡眠不足が肌荒れをもたらすことは、特に女性は現象としてよくわかるでしょう。

就寝中の血液はドロドロ

血液の性状については、現在では「血液はサラサラのほうがよい」という考え方が主流になっています。毛細血管を血液が流れる動画などを見て、サーッと流れているのがよい状態だと信じられています。

ところが、サラサラと流れる一辺倒は、けっしてよくはありません。血液は1日のうち、「サラサラ」と「ドロドロ」、それぞれの状態が半々ぐらいでちょうどいいのです。

活動するときは、血液はサラサラと流れる必要があります。そうでなければ、血液の循環量が減り、頭も体も十分に働きません。ミトコンドリアが多い頭や筋肉などの細胞を使うときには、血液はサラサラ流れて、酸素をこれらの細胞に運ぶのが血液の性状と血液循環の本来のあり方です。

ところが、瞬発力が必要なときと細胞分裂をするときは、解糖系が重要になるので、この場合はむしろ低酸素、低体温のほうがいいのです。睡眠中は血圧が下がり、脈も少なくなりますが、それは血流を完全にではありませんが、停滞させているからです。毛細血管の流れは、なんと70~80%は途絶えてしまうのです。

血液のドロドロとサラサラについて、もう少し付け加えますと、ほかにもドロドロのほうがよい場合があります。

その典型は、野生の生物の闘いの世界でしょう。そのわけは、闘いでは瞬発力がものをいうからです。噛みつかれると、出血しますが、血液が流れにくいと出血が少なくてすみます。血液がサラサラなら、出血が多く、体はダメージを負うでしょう。瞬発力の世界は解糖系の世界で、血液量は低下し、血液はドロドロしています。生命はここまで巧妙にできているのです。

血液の流れを止めるということでは、水泳界で一時期、体にぴっちり密着したスピード社の水着が流行り、次々と新記録が生まれました。体を締め付けると、血液が流れにくくなり、瞬発力が強化されるから記録が伸びるのです。

血液はサラサラしていればよいというわけではない

毛細血管の中を赤血球が流れる図を見たことがある人はわかるでしょう。なんと、窮屈そうに流れているのだろうかと、不思議に思ったかもしれません。

毛細血管の内径（直径）は8〜10マイクロメートル（0・008〜0・01㎜）で、一方、赤血球の直径は7・5〜8マイクロメートルです。両者は限りなく、同じ大きさに近いのですが、奇妙に思いませんか。これでは窮屈そうに赤血球が流れるのは当然でしょう。よく通れるものだと思うでしょうが、ほどほどの交感神経優位や多少の副交感神経優位の穏やかなときはミトコンドリアの世界で、血管の壁も赤血球もマイナスに帯電するので、互いに反撥し合い、くっつきません。そのため、血管と赤血球はくっつかない仕組みになっています。また、赤血球同士もくっつかないようになっているのです。

一方、闘いのときは、交感神経が緊張、興奮し、解糖系の世界になり、瞬発力が発揮できます。また、就寝中は、血流を止めたほうが成長し、新陳代謝も起こりやすくなり、細胞が分裂することは前の項で述べました。こういう状態では、マイナスの帯電を弱くします。だから、血液はドロドロになるのです。

血液循環は、大循環と末梢循環に分けられます。大循環は、大きな動脈や静脈の循環のことで、一方、末梢循環は毛細血管に代表される、その名のとおり、末梢の血液循環です。毛細血管は、細動脈と細静脈をつなぐ血管で、ここで酸素と二酸化炭素の交換が行われ、細胞は栄養と酸素を受け取り、二酸化炭素と老廃物を排泄します。

大循環の血液は十分な量の血液が順調に流れればよいのですが、毛細血管はサラサラの血液が順調に巡ればよいわけではありません。この精妙な仕組みにも感心させられます。

なぜ子どもはピーマンやニンジンが嫌いなのか

子どもが嫌う食材の代表的なものといえば、ピーマンやニンジンでしょう。ふたつとも癖がある野菜ですが、子どもは特に香りや苦みを嫌うようです。ピーマンのこの苦みは、ポリフェノールの1種のクエルシトリンによるものです。

ポリフェノールは抗酸化物質で、健康によい成分です。ニンジンの癖がある味も、ポリフェノールによります。

子どもがこれら香りや苦みなどの癖のある食材が苦手なことには理由があります。

実はミトコンドリア系は解毒作用をつかさどっています。ミトコンドリアが発達していれば、解毒作用が働き、ポリフェノールを肝臓で処理できます。しかし子どもはミトコンドリアがまだ未熟なため、ポリフェノールを上手に処理できないのです。

だから、幼い子どもがピーマンやニンジンを嫌い、食べないのは我がままだからではありません。本能的な反応なのです。食べても処理できないことが体には自然にわかるのでしょう。

成人するにつれてミトコンドリア系が整ってくると、ピーマンもニンジンも食べられるようになります。

このことからも、人は成人するまでは解糖系の世界に生きているとわかるでしょう。大人になるとピーマンもニンジンも食べられるようになるし、好きな食材になる人もいます。三つ葉やパセリなどの香味野菜を好んで食べるようになるのも、ミトコンドリアが活性化されるからです。

子どもが食べ物に好き嫌いがあると、お母さんは、食べるようにすすめるし、食べやすいように料理を工夫したりするものです。母親にとって、それがストレスになることもありますが、子どもが嫌う理由がわかればストレスも減るでしょう。

なお、このことを理解するとわかるでしょうが、大人になってもピーマンやニンジンを嫌って食べない人がいますが、それはほぼ我がままだといえるでしょう。

●年齢とともにミトコンドリア系が優位になる

大人の時代は解糖系、ミトコンドリア系が調和する時代

人は成長期を経て大人になっていきます。大人らしくなることは実は、エネルギーのつくり方からみると、ミトコンドリア系のエネルギー生成が活発になっていき、解糖系とミトコンドリア系の調和へと切り替わることなのです。解糖系一本槍から、解糖系とミトコンドリア系の比率が「1対1」の「調和」の時代を迎えることになります。

その調和の時代が、20歳から60歳までの間です。解糖系とミトコンドリア系をともに活用できるこの40年ほどが、私たちの人生の成熟期、最盛期にあたるわけです。社会人としても、家庭人としても、もっとも充実する期間ですが、それは解糖系、ミトコンドリア系の両方がバランスよく機能するから、この時期をがんばっても乗り越えられるのです。

集中して急ぎの仕事を仕上げる際には、解糖系が力を発揮します。セールスが職業の人

が顧客を買いたい気持ちにさせようとセールストークの限りを尽くしているときも、解糖系が優位に働きます。家事や子育ても、集中して物事にあたらなければならない局面は少なくありません。

一方、残業までして1日がんばり続けるのは、ミトコンドリアが機能し、持続力が発揮できるからです。母親の場合も、乳児の子育ては24時間仕事です。家事、子育てを毎日行うためには持続力が求められます。

また、この調和の時代に気質も変化してきます。たとえば、「若気の至り」という言葉があるように、人は若い頃、カッとしやすいところがあるものですが、年を重ねるとともに落ち着きが出て、徐々に物事を冷静に判断できるようになるでしょう。カッと怒るのは解糖系の世界です。

中年以降は一般に性格が丸くなるといわれますが、それはミトコンドリア系有酸素の働きのほうが優位になるからで、カッとしなくてすみます。同時に、動作もゆったりし始め、若い頃にできたきびきびした動作は少なくなります。

60歳以降を元気に暮らす

成熟期の20歳から60歳までは、解糖系とミトコンドリア系の比率はおよそ1対1であると、くり返し述べました。この期間を通すと、そのように規定できますが、この間も両者の比率はゆるやかに変化していきます。個人差はありますが、30代頃からミトコンドリアが活発になっていき、40歳頃にはさらにそれが進みます。

40歳頃が折り返し点でしょうか。50歳頃からはその傾向がもっと強くなっていき、解糖系よりもミトコンドリア系が明白に優位になってきます。そして、60代からは老年期を迎えますが、その頃には完全にミトコンドリア系の世界に移行します。中年期よりも性格はさらに丸くなり、動作ももっとゆったりとしてきます。

瞬発力は衰えますが、ミトコンドリアが働くので持続力は低下しません。若い頃よりも、ゆっくりと落ち着いて物事に取り組むことができるようにもなります。

以上のように、私たちの人生は、エネルギーのつくられ方の変化とともに変遷するなかで、成長し、成熟し、やがては老化し、最後に死という終末を迎えるわけです。

60代以降にミトコンドリアの世界になるのは、自然の変化です。多くの人が、自然にミトコンドリアの世界に移行していくものです。解糖系は働かなくなりますが、その理由は解糖系は不要だからです。瞬発力が必要な場面はほぼなくなります。

ただし、高齢になっても、解糖系がまったく働かなくなるというわけではありません。たとえば、年をとると一般的には肌はたるみ、血色が悪くなります。それは解糖系の働きが低下し、皮膚の細胞分裂が減るからで、皮膚の細胞分裂がまったくなくなるわけではありません。解糖系の働きは低下しますが、残っています。

70代でも肌がとてもツヤツヤし、張りもある人がいますが、そういう人はミトコンドリアとともに解糖系もうまく働いているのでしょう。

人生はミトコンドリア系に始まり、最後はミトコンドリア系に再び戻る

大筋として、私たちの人生は「解糖系」→「解糖系とミトコンドリア系の調和」→「ミトコンドリア系」へと移行していきます。しかし、前述しましたが、胎生期を人生の始まりとすると、受精してからの出だしはミトコンドリアの世界です。そのため、最初は分裂はゆっくりですが、次第にミトコンドリアの数を減らしていきます。

胎生期を始まりと考えると、私たちの人生は、ミトコンドリア系に始まり、ミトコンドリア系で終わることになります。

成長期の夢あるときは解糖系で、成熟期は解糖系とミトコンドリア系が調和の時代ですが、調和の時代は社会制約のなかに生きています。そして、高齢期は再び解糖系がないミトコンドリア系に戻ります。社会制約を解かれた世界で、やがて老化し、最期を迎えるわけです。

このように生きるようにつくられていますが、もちろん個人差があります。

たとえば、成長期に、うつ病などで閉じこもると、解糖系が活発に働きません。女性は、体を冷やし過ぎると、ミトコンドリア系の働きが低下します。解糖系とミトコンドリア系の調和の時代に、働き過ぎなどで過酷な生活を送ると、解糖系が過剰に使われ、癌などの病気を引き起こす原因となります。

また、解糖系を刺激するような肉食に偏った生活も、体を壊す要因です。男性だけでなく女性も、無理を続けたりすると、さまざまな病気を引き起こすことになります。

私たちが健康を保ち、長生きをするためには、エネルギー生成の変化に従って生きることが大事であり、基本です。5章では、そのことについて具体的に紹介しましょう。

●ミトコンドリアの悲鳴

運動中の突然死はなぜか

ミトコンドリアは急に活性が高まると、それを正常な状態に戻そうとして、細胞をまるごと死なせます。当然ですが、ミトコンドリア自身も死んでしまいます。酸素が少なくて急にミトコンドリアが働けなくなったときも、ミトコンドリアを働かせ過ぎても、アポトーシスを起こすのです。

運動はミトコンドリアを活性化し、ミトコンドリアを増やします。ミトコンドリアは心臓に多いのですが、運動が過ぎると、心臓のなかの細胞がアポトーシスを起こします。それが、マラソン中の突然死で、急性の心筋梗塞を引き起こし、命取りになります。マラソンは有酸素運動ですから、赤筋の細胞のミトコンドリアが活性化し、ミトコンドリアの数が増えます。

真夏に外で運動をしたとき熱中症で倒れることがありますが、これも急激にミトコンドリアが活性化し、増加したことが原因です。これはミトコンドリアの悲鳴です。太陽に危険を感じ、これ以上ミトコンドリアを活性

アポトーシス
細胞が外的な要因ではなく、遺伝子で決められたメカニズムによって死ぬこと。オタマジャクシがカエルになるときに尻尾がなくなったり、脊椎動物の指の間の水掻きが胚の発生に伴って消失したりするのもアポトーシス。

化しないために倒れるのです。朝礼のときに校庭で子どもが倒れるのも、ミトコンドリアが活性化したことによります。また、湯あたりもそうです。

ミトコンドリアにはこのような仕組みがありますが、しかし、いつも細胞が死んでしまっては体はたまりません。すぐに心筋梗塞や脳梗塞を起こしたり、筋線維の断裂が起こったりしては困ります。ちなみに、解糖系に傾き過ぎてミトコンドリアの働きが抑えられ、酸素が欠乏した場合、筋線維の断裂が起こります。

そこで、このような状態を止めるような仕組みもできています。その代表的なものが、ｂｃｌ－２で、これは分裂遺伝子のひとつです。Ｂ細胞の悪性腫瘍から見つかった遺伝子だったため、Ｂ細胞を癌化させる遺伝子ではないかと考え、研究されました。しかし、最終的には、どの細胞もこのｂｃｌ－２を持っていることがわかりました。ｂｃｌ－２はたくさん使われたときには悪性腫瘍化しますが、普段はアポトーシスを抑制する抗アポトーシス因子なのです。

そして、この抗アポトーシス因子を支えている物質があります。それが

Ｂ細胞

Ｂリンパ球ともいう。骨髄幹細胞が分化したリンパ細胞で、免疫グロブリンを分泌する。Ｔ細胞とともに免疫反応に関与。抗原の刺激に応答して増殖し、抗体の免疫グロブリンを分泌する。

ＨＳＰ（Ｈｅａｔ　Ｓｈｏｃｋ　Ｐｒｏｔｅｉｎ）と呼ばれるものです。
熱いお風呂に入るとミトコンドリアが活性化しますが、入浴するたびに湯あたりをして、そのたびに細胞がアポトーシスで死んでしまったら大変でしょう。ｂｃｌ－２を働かせて細胞死をまぬがれなければなりませんが、そのためにＨＳＰがｂｃｌ－２の働きをサポートするのです。

熱いお風呂に入っても、熱いストーブに当たっても、重力がかかっても、あるいは恐怖にさらされても、いずれの場合もＨＳＰが出て細胞死をまぬがれられます。けれど、いつも細胞死からまぬがれられるような状況をつくると、今度は分裂遺伝子のほうが働いて、行き過ぎたときは発癌するということになります。ですから、私たちの身を守る働きは発癌と結びついているのです

夜更かしは万病のもと

パソコンやスマートフォンなどのＩＴ器機の普及と、ソフトとしてのＳＮＳやゲームソフトの普及などの影響が強いと思われますが、現代は生活

ＨＳＰ
Ｈｅａｔ（熱）Ｓｈｏｃｋ（ショック）Ｐｒｏｔｅｉｎ（たんぱく質）の略。生体が生理的温度より５～10度高い状態におかれるとつくられ始める特別なたんぱく質。アポトーシスを抑制する因子をサポートする。

が夜型に傾いている人は多いようです。

夜更かしをすると、自律神経のうちの交感神経が緊張し、自律神経のバランスが崩れ、血管が収縮し、脳の血流が減ります。こういう夜型の生活は、低酸素・低体温をもたらし、脳細胞のミトコンドリアの活性を低下させ、その数も減少させます。

加えて、重力の問題もあります。寝ると重力から解放されますが、起きていると重力がかかります。働き過ぎたり夜更かししたりする生活を続けると、重力のストレスを過剰に受けることによって病気になるのです。病気の原因でもっとも多いのは重力のストレスでしょう。

ちなみに、人間の人間らしさの特徴には2本足で立つことがあります。立つことで手が使えます。これは重力からの解放ですが、重力から解放されたということは、間違えると重力でやられるということです。だから、立ち仕事は危険なのです。

膠原病のなかでもっとも一般的な関節リウマチは、立ち仕事のストレスに起因して発症します。関節リウマチは、美容師さんや理容師さん、花屋さん、デパートの店員さんなどに多くみられます。毎日7～8時間も立ち続けると、重力の負荷によって膝の滑膜が損傷します。すると、壊れた滑膜の組織を修復しようとして、関節の滑膜に炎症が起こるのです。

重力のストレスでも低体温になるので、やつれや冷えがもたらされるし、脳がやられることもあります。

だから夜更かしし、深夜になっても横にならないような生活はよくないのです。冒頭で述べたように、夜更かしはミトコンドリアを減少させます。夜更かしをするとミトコンドリアは悲鳴を上げているのです。

●ストレスとミトコンドリア

ストレスを撃退して元気にすごす

膠原病とも呼ばれるＳＬＥ（全身性エリテマトーデス）、サルコイドーシス、シェーグレン症候群などの自己免疫疾患が現代に増えています。私の考えでは、これらの病気の原因もストレスです。膠原病はもともと、色白の40代、50代のリンパ球過剰な副交感神経優位の体質の女性で、ストレスや刺激に過敏な人に多くみられます。

膠原病
免疫のシステムが異常を起こし、自分自身の組織を攻撃する全身性自己免疫疾患の総称。関節リウマチ、全身性エリテマトーデス（ＳＬＥ）、サルコイドーシス、シェーグレン症候群などがあり、特定疾患に指定されているものもある。膠原線維に特殊な変性が生じる。

現代では、30代、40代で膠原病になる人が増えています。その要因は、やはり無理をした生き方や、悩み事を抱えて生きていることにあると思われます。強いストレスに慢性的にさらされた女性が発症する典型的な病気が膠原病なのです。

サルコイドーシスは、皮膚のほか、肺、目、骨など全身に特有の肉芽腫ができる病気です。皮膚にできるものは、小さなぶつぶつもあれば大きなかたまりもあります。肺では両側の肺門、リンパ節が腫れ、空咳が出るし、目ではブドウ膜炎や虹彩炎を起こし、視力障害が引き起こされます。

SLEは、関節の痛みや、鼻を中心に両ほおにかけて現れる紅斑が特徴的です。全身の臓器に炎症が起こるために症状はさまざまです。

シェーグレン症候群は、涙や唾液の分泌が悪くなり、口の中や目の中が乾く病気です。単に乾燥症状が生じるだけのものと、慢性関節リウマチやSLEなどの膠原病があって乾燥症状が起こるタイプとがあります。両者を比べると、もちろん後者のタイプが問題です。

これら自己免疫疾患のなかで、関節リウマチの患者さんの膝関節にたまっている水を抜いて調べると、顆粒球が多く、全体の90％と非常に高い割合を占めています。残りの約5％はB－1細胞、胸腺外分化T細胞などです。

これは、ストレスによって自律神経が副交感神経優位から大きく揺れ動き、交感神経が強く反応していることの表れです。そのため、過剰な顆粒球が放出する活性酸素で関節の滑膜が破壊されているのです。

自己免疫疾患は新しいリンパ球が抑えられて発症

現代医学では、自己免疫疾患は、免疫力の過剰によって発症するとされています。ところが、関節リウマチの患者さんの滑膜の水を調べると、新しい免疫システムのT細胞やB細胞は見当たりません。古い免疫システムの胸腺外分化T細胞やB－1細胞が関節内の異常な細胞を処理している状況です。

このことから、新しい免疫システムのリンパ球が抑制されて、古い免疫システムのB－1細胞や胸腺外分化T細胞が抑制状態を補おうとして活性が高まった過剰反応であるとわかります。つまり、あまりにも強い、過剰なストレスによって、交感神経緊張となり、アドレナリンやドーパミン、グルココルチコイドなどが分泌されて起こった結果なのです。

アドレナリン
副腎髄質から分泌されるホルモンのひとつ。交感神経の作用が高まると分泌され、血糖値の上昇や心拍数の増加などをもたらす。

古いリンパ球と新しいリンパ球について説明しますと、私たちの体は古いリンパ球と新しいリンパ球という、ふたつの免疫システムが働いているのです。血液中のリンパ球のおよその比率は、T細胞が70％、B細胞が15％、胸腺外分化T細胞が10％、NK細胞が5％程度です。

このうち、進化レベルの低い古いリンパ球が胸腺外分化T細胞とNK細胞で、一方、進化レベルの高い新しいリンパ球がT細胞とB細胞です。

NK細胞は若いうちは少なく、加齢とともに増えていきます。成人になると、胸腺の縮小が始まりますが、それにつれ、新しいリンパ球が減り、リンパ球全体に占める古いリンパ球の比率が高まります。また、ストレスなどによっても新しいリンパ球が減少します。ストレスが続くと、胸腺が萎縮するので、胸腺由来T細胞の働きが抑制され、新しいリンパ球が減少し、それに伴って古いリンパ球の比率が高まります。

前述しましたが、これらの自己免疫疾患は、滑膜に顆粒球が多いことから、免疫過剰ではないとわかります。新しいリンパ球の免疫が抑制されて発症しているのです。

自己免疫疾患では、顆粒球が多い他方で、新しいリンパ球の免疫が抑えられています。このことから、解糖系、ミトコンドリア系のバランスは崩れていると考えられます。

新しいリンパ球が減少した理由が加齢によるものでなければ、ストレスを取れば、新しいリンパ球は活性を取り戻します。生活を改め、ストレスをなくすことで自己免疫疾患は改善していきます。

なお、関節リウマチは、理容師やデパートの店員など職業柄立ちっぱなしの人が発症するケースが多いのですが、立ち続けることがストレスとなり、発症の引き金となるのです。こういう人は立ち仕事をやめると膝の損傷は回復してきてリウマチは治っていきます。仕事をやめるか、あるいは転職することも必要でしょう。

働き過ぎも万病のもと

サルコイドーシスを発症したノンフィクションの作家の話を聴いたことがあります。主に歴史もののノンフィクションを書いている作家ですが、歴史ものを書くためには過去の文献にあたります。しかし、なにぶん過去のことですから、いくら調べてもわからないことだらけです。

本にまとめることに限界を感じるそうです。それでもがんばり続けたからでしょうが、それが大きなストレスとなり、サルコイドーシスを発症したと考えられました。

サルコイドーシスは、肺や目、皮膚などに類上皮細胞という異常な細胞のかたまりができる病気です。原因不明で、厚生労働省の特定疾患に指定されています。原因不明ということになっていますが、ストレスが原因の自己免疫疾患なのです。

ほかに、骨髄異形成症候群や再生不良性貧血、骨髄性白血病は、がんばり過ぎによってもたらされる典型的な病気です。

骨髄異形性症候群は、造血幹細胞に異常が生じ、正常な血液細胞を十分につくることができなくなる疾患の総称で、血液細胞の癌のひとつです。急性骨髄性白血病に移行することがあります。

再生不良性貧血は重症の貧血のひとつです。骨髄系血球の赤血球、白血球中の顆粒球(特に好中球)、血小板などがいちじるしく減少するために、リンパ球が相対的に増加する疾患です。

これらの病気はいずれも難病ですが、ストレスが原因で発症しています。そして、ミトコンドリアのエネルギー生成が抑えられ、それが病気の発症に影響していると考えられます。

厚生労働省の特定疾患

難病のうち、厚生労働省が特に定めたもの。原因不明とされ治療方法の確立されていないもの、後遺症のために社会復帰が困難になるものなどで、医療費の助成がなされる。サルコイドーシス、筋萎縮側索硬化症など、2021 年現在では 333 疾患が指定されている。

●ミトコンドリアの活性低下がもたらす障害

血圧が下がり過ぎるのは危険

薬の害は、交感神経を興奮させ、血流障害を引き起こし、低酸素、低体温をもたらすことです。その典型的な薬は降圧剤です。

降圧剤で無理に血圧を下げると、体の内部環境は低酸素、低体温、血流障害を招きます。解糖系が活性化するので、特に解糖系とミトコンドリア系が調和する成熟期にある、比較的若い人が降圧剤を継続して服用すると危険です。

ミトコンドリアがやられて血流障害を引き起こすため、それが癌の発症をもたらすことがあるからです。

血圧は生き方とつながっています。必死にがんばって仕事をするなど、無理をおかした生活を続けていると、自律神経のうちの交感神経が絶えず緊張、興奮するため、必然的に血圧は高くなります。穏やかな生活をして、

白血球中の顆粒球
白血球は形状の差によって「顆粒球」「単球（マクロファージ）」「リンパ球」に分けられる。そのうち顆粒球は顆粒を多く含んでおり、好中球、好酸球、好塩基球に分けられる。

副交感神経優位になると、血圧は下がってきます。

無理した生き方は、交感神経自体が働いた状態であり、筋肉を使っている状態ですから、こむら返りや足の指がつる筋肉の緊張状態が引き起こされます。また、日常的には高血圧の独特の症状として肩こりが起こります。

血圧が高く、肩こりが慢性的にある人は、降圧剤を服用するのではなく、生き方を見直すことが必要です。

血圧は、高いこと自体が悪いのではなく、過酷な生き方を続けているため、体が悲鳴を上げている状態ととらえましょう。ですから、生き方を変え、血圧を下げるという道筋をたどるとよいのです。

といって、のらりくらりとした生活を送れば血圧は下がりますが、のらりくらりだけの人生がよいとは決していえません。難しいかもしれませんが、適度に緊張した生活をするように努めるとよいでしょう。

かつては、寒い東北地方では、高血圧から脳卒中を起こして亡くなる人が多かったものです。今でも、血圧が高い状態が長年続くと、やがて脳卒中や脳血管障害を起こすと信じられていますが、それは間違いです。昔と今では生活環境がまったく異なっていることを知るべきです。

ストレスを撃退してうつ病に克つ

うつ病やうつ状態は、現代に非常に多い病気です。うつ病やうつ傾向の人は10代から高齢者まで、各年代にわたっています。

うつ病もまた、ミトコンドリアの活性低下が影響して起こります。

うつ傾向になると、心が沈みますが、それは低酸素・低体温をもたらします。ストレスや悩みがあると、呼吸が浅くなり、体内に取り込まれる酸素量が少なくなります。ミトコンドリアは酸素が必要ですから、体内に取れ入れる酸素の量が減ると、細胞の酸素も減少します。こうして解糖系が優位になり、脳の血流量が減ってきます。

うつになるとまた、家の中に閉じこもり、人とのつき合いが減りますが、人と話さないということは、その分、頭を使わないということで、脳細胞は刺激されません。うつになると、ぼんやりして、集中力が低下したり、反応が遅くなったりしますが、それは脳神経のミトコンドリアが減っているし、血流量も減っているためです。

さらには、部屋に閉じこもると運動不足になるため、ますますミトコンドリアは活性化しません。

　こうして悪循環になり、うつ状態から抜け出せなくなってしまうのです。現代のうつ病の多くは、仕事や職場の人間関係などに起因するストレスが原因で起こっています。うつ状態から脱するには、まず基本的なこととして、原因となっているストレスを解決することが必要ですし、場合によっては職場から逃げたほうがよいこともあるでしょう。考え方を変え、生き方を変えるという道筋もあります。

　現代医学では、うつ病は脳内神経伝達物質の不足によって起こるとされていますが、私は神経伝達物質が不足する最大の要因は低体温にあると考えています。ですから、体温を上げることが求められるし、そのための方法としてカイロや湯たんぽを使って体を温めることをすすめています。

　脳の血流量を増やすためには、足腰を強化することも必要です。そして、脳のミトコンドリアを元気にするためには、十分睡眠をとり、脳を休めることも大事です。

健康と長生きのための予備知識　②

食事からみるエネルギーの生成

私たちは食べ物からエネルギーを取り出して生きていますが、この取り出し方にふたつの方法があります。

ひとつが嫌気的解糖系で、ふたつ目が好気的ミトコンドリア系です。前者の解糖系は無酸素で糖からエネルギーを取り出しています。

エネルギー効率が悪いのですが、細胞分裂や白筋の瞬発力に特化して使われています。

後者のミトコンドリア系は、有酸素下で糖のほか、脂肪やたんぱく質からもエネルギーを取り出すことのできる系です。エネルギー生成効率がいいのが特徴で、細胞分裂の抑制、赤筋の持続力、そのほかの多くの代謝系のエネルギー源として使われています。

このミトコンドリア系は、クエン酸回路と電子伝達系から成っていますが、この間の反応に、紫外線や放射線のエネルギーが加わります。このため、食べた物以上のエネルギーが得られ、少食や不食の人が存在することにつながっています。

第3章　過酷な生活は病気の原因

●自律神経・免疫とミトコンドリア

自律神経と免疫はミトコンドリアとつながりがある

私は10年以上、自律神経と白血球の関係を研究し、病気の謎を解いてきました。

現代医学で原因不明とされる病気の多くは、偏った生き方によって自律神経のバランスが崩れ、それによって免疫に異常をきたすことに起因しています。原因不明の病気だけでなく、現代に多い病気の大半が同じ理由によって起きています。

健康や病気のキーワードとして、自律神経や免疫はよく耳にするでしょう。それらについて、おおよそ知っている人も多いと思われます。自律神経における交感神経と副交感神経のこと、また、ストレスが交感神経に作用し、それが免疫に影響し、さまざまな病気の発症につながることをしっかり理解している人もいるでしょう。

ところが、自律神経と免疫はミトコンドリアに影響するというと、多くの人が不思議に思うのではないでしょうか。

実は、自律神経と免疫は、ミトコンドリアに影響します。それは解糖系、ミトコンドリア系のふたつのエネルギー生成に影響するということです。

過酷な生活は病気の原因

私たちの体には2種類の自律神経があります。交感神経と副交感神経です。自律神経はその名のとおり、全身の血管や内臓など体の内部環境の働きを私たちの意思に関係なく、自律して調節しています。

交感神経は主に日中の活動時に優位に働きます。仕事などに根を詰めたり、熱中したりするとき、緊張したときや興奮しているときなどに働き、神経の末端からはノルアドレナリンを分泌します。脈を増やし、血圧や血糖値を上げて活動に見合った体内環境をつくります。

一方、副交感神経は休息時に優位に働きます。1日活動すると、夕方になると疲れてきますが、そうすると今度は副交感神経が優位に働き、神経の末端からはアセチルコリンが分泌されます。脈が減り、血圧や血糖値が下がります。こうして休息や睡眠をするわけです。

私たちは、このような交感神経と副交感神経のバランスで生きています。両者は、片方が優位に働くと、他方は控えめに働くという、シーソーのような関係にあります。自律神経はまた、気候や生活環境などの外界の条件や、感情、情緒などの内的条件の影響を受けて、交感神経と副交感神経の間をゆれ動いています。しかし、生理状態などを一定に保つように、自律神経はそれ自体、バランスをとっています。

ところが、忙しくて睡眠時間を削るような過酷な生活や、何かに悩み続けるような生き方をしていると、1日中、交感神経が刺激され続けることになります。そうすると、脈は常に速く打ちますが、それは興奮状態が続いているということです。交感神経の緊張は、血圧と血糖値を上げて、心臓や血管に大きな負担をかけます。

そういう状態も、短期間ならよいのですが、1年、2年、さらにそれ以上の年月と続くと負担はさらに大きくなり、やがて狭心症や不整脈を引き起こすことになりかねません。

こういう状況に追い込まれたら、生活を見直し、仕事を減らすなどして対処すればよいのです。ところが、日本人は概して真面目で責任感の強いがんばり屋が多いので、容易には生き方、つまり仕事や生活の在り方を変えることはできません。

狭心症や不整脈などの症状が出てもがんばり続け、その果てについに心筋梗塞、くも膜下出血、脳卒中など命に関わる重大な病気を発症してしまうのです。糖尿病や癌もまた、働き過ぎからくる交感神経の慢性的な緊張が発症の原因として関係しています。

現代は50代で脳卒中などの重大な病気になって倒れる人がめずらしくありませんが、それもその人の能力、体力の限界を超えてがんばった過労からくる交感神経緊張が原因です。また、現代はうつ病など心の病を抱える人もたくさんいますが、その多くも心や体の限界を超えてがんばり続けた結果なのです。

怒りは血圧を上げる

忙しさ、悩みのほかにも、交感神経を緊張させる要因はいろいろとあります。忙しさや悩みに次ぐ要因を挙げると、それは怒りです。実は怒りは、忙しさや悩みよりも、はるかに健康にとって悪いといえるでしょう。交感神経を緊張させる、もっともよくない感情です。

そのことは、血圧の上昇具合からも明らかです。忙しさや悩みでは、血圧の上昇は180mmHg前後止まりで、さほどたいしたことはありません。ところが、怒り狂うとき、その人の血圧は最大血圧が220～230mmHgにまで上がります。それぐらい、怒りは交感神経を激しく緊張、興奮させるのです。怒り癖のある人は早死にしますが、それは怒りが寿命を縮めてしまうのです。

実は私もかなりの怒り症で、以前は研究室でよく怒りにまかせてスタッフを怒鳴ったものです。ところがある日のこと、怒鳴ったときに脈が速くなりましたが、脈に合わせて体がブルンブルンと震えたのです。医者としての興味から、その場で血圧を計ったところ、最大血圧がなんと２３０㎜Hgに跳ね上がっていました。

このような自分自身の体験も踏まえ、いろいろな感情のうち、怒りがもっとも血圧を上げる要因となると明確にわかってからは、怒らないように努めるようになりました。そのせいでしょうが、今では皆無とまではいきませんが、めったに怒らなくなっています。

その次の要因は寒さです。昔、青森や秋田は脳卒中が非常に多い県でした。冬の寒さのために交感神経が緊張し、血圧が急上昇し、脳卒中を引き起こしてしまいます。

今は冬の寒さで体を壊す人は昔のようにはいませんが、風呂場や脱衣所が寒い家では、交感神経が緊張し、血圧が上がります。一方、夏は冷房が普及しているので、特に若い女性などは、職場の冷房で体が冷え、交感神経が緊張し体調を崩したり、体を壊したりします。

さらにその次に、目の疲れが挙げられます。現在、30代や40代で大病をする女性が多いのですが、そのことに目の酷使と目の疲れが原因として関係しています。

ＩＴ時代にパソコンやｉＰａｄなどの電子機器は仕事に欠かせない必需品です。パソコンを使っての仕事は、自宅に持ち帰りできますが、しかし、夜遅くまでパソコンの画面を見ながら作業をすると、交感神経は緊張し続け、目は疲れます。

そして最後に交感神経緊張の要因として挙げられるのが、薬の大量摂取です。薬は化学合成された毒物であり、肝臓で解毒する必要がありますが、その際、大量のエネルギーを消費します。薬の大量摂取によって、交感神経は緊張し、脈が増え、興奮し、不眠や高血圧が起こります。そのため、今度は睡眠薬や血圧の薬が必要になるという悪循環に陥るケースが生じています。

自律神経は免疫の要

健康を考えるうえで自律神経が重要な理由は、自律神経は白血球の顆粒球やリンパ球を支配しているからです。

免疫とは、私たちの体に備わっている、ウイルスや細菌などの攻撃を防御する働きのことで、血液中の主要成分のひとつの白血球が中心的な役割を担っています。白血球は１マイクロリットル（１００万分の１リットル）中に約５０００個含まれ、体内に侵入した細菌やウイルスを排除しています。

そのため、白血球は防御細胞とも呼ばれます。白血球にはさまざまな種類が存在し、それぞれが連携プレーをすることで、私たちの体は守られています。その代表が顆粒球とリンパ球です。

白血球の約60％は顆粒球で、細菌を処理し、化膿性の炎症を起こして治癒させます。残りの40％弱はリンパ球で、さまざまな食べ物と一緒に入ってくる異種たんぱくや、ウイルス、リケッチアなど小さな異物を抗体で凝集させて無毒化する免疫系です。

自律神経も交感神経と副交感神経の二本立てですが、白血球も顆粒球とリンパ球の二本立てで体を守っているのです。

自律神経は交感神経と副交感神経のバランスがとれていることが重要ですが、自律神経のバランスがよい人は、顆粒球とリンパ球の比率がおよそ60対40です。この比率が自律神経の支配を受けて調節されていますが、私はそのことを１９９６年に気づきました。顆粒球やリンパ球の働きが自律神経の支配を受けていることを突き止め、その理論を確立しました。その理論は福田稔先生との共同研究であったことから、「福田－安保理論」と呼んでいます。

顆粒球はアドレナリン受容体を持ち、興奮したときに交感神経末端から出るノルアドレナリンと、副腎から出るアドレナリンによって数が増えます。他方、リンパ球はアセチルコリン受容体を持ち、リラックスしたときに副交感神経が刺激されると数が増えます。

交感神経と顆粒球、副交感神経とリンパ球の関係は次のとおりです。

・交感神経↓ノルアドレナリン、アドレナリンの分泌増加↓顆粒球の活性化、増加
・副交感神経↓アセチルコリンの分泌増加↓リンパ球の活性化、増加

●交感神経緊張が原因となる病気

ストレスの多い生活が病気を引き起こすメカニズム

交感神経緊張は、顆粒球とリンパ球のバランスを崩し、顆粒球が増え、リンパ球が減ります。そして、さまざまな病気を引き起こすことになりま

福田 - 安保理論
自律神経のバランスが崩れることによって免疫が低下して発病し、自律神経のバランスを整えることで免疫を高めて病気を治せるという理論。福田稔医師と安保徹教授によって提唱された。

す。

顆粒球は骨髄でつくられ、血液中を流れ、常在細菌が棲み着いている消化管の粘膜で一生を終えます。

ストレスが多い生き方をする人や怒り癖のある人は顆粒球が過剰につくられます。顆粒球は口から肛門までの消化管の粘膜に運ばれます。口から肛門には常在菌が棲み着いており、顆粒球はそれぞれの場所で常在菌と反応し、炎症を起こし始めます。

この炎症が、病気を引き起こします。たとえば、アクネ菌によるニキビ、真菌による水虫、ヒトパピローマウイルスによるイボ、帯状疱疹ウイルスによる帯状疱疹、単純ヘルペスウイルスによるヘルペス、カンジダ菌によるカンジダ膣炎などから、歯周病や痔、潰瘍性大腸炎、クローン病、糜爛性胃炎、胃潰瘍なども、常在菌との反応によって発症するのです。

顆粒球が増えると、常在菌の少ない組織や器官も顆粒球の標的になります。たとえば、内耳や三半規管は常在菌が少ないのですが、顆粒球の標的となった結果、突発性難聴やメニエール病を発症します。激しい夫婦喧嘩をして、妻にとってそれが大きなストレスとなり、突発性難聴を発症し、聴力障害が残ったケースがあります。ストレスによって顆粒球が急激に増え、内耳を攻撃した結果、内耳が炎症を起こし、難聴になったと考えられます。

また、メニエール病も、ストレスによって顆粒球が急増し、耳の三半規管を攻撃した結果、三半規管が炎症を起こし、耳鳴りやめまいなどの症状を発症すると考えられます。

このように、強烈なストレスにさらされると、顆粒球は常在菌がほとんどいない部位でも炎症や膿をつくり、組織を破壊するのです。その典型的な病気に骨髄炎や膵膿瘍、卵巣膿腫があります。

国が難病に指定している病気のなかには、ここで取り上げた病気をはじめ、交感神経緊張が原因で起こる病気がいろいろ含まれています。

交感神経緊張は血流不足をもたらし、不整脈や高血圧を引き起こす

前述したように、ストレスにさらされると、私たちの体は交感神経が反応し、緊張して、副腎からアドレナリンが、神経末端からはノルアドレナリンが分泌されます。

アドレナリンには、血管を収縮させる働きがあります。そのため、血流が抑えられ、呼吸で取り入れる酸素の量も減ります。血流量が減るので細胞に取り込まれる酸素も少なくなります。細胞は栄養も酸素も不足し、二酸化炭素や老廃物は回収されず、代謝機能が低

下します。代謝が低下すると、精神的にもイライラや不安、緊張が募り、心に余裕がなくなります。血液の循環量が減るために冷えももたらされます。

しかも、アドレナリンの活性は長く続きます。そのため、血液や体液のなかに入って循環し続け、遠くにいる顆粒球までも刺激し続けます。それによっていっそう細胞のなかの老廃物が排泄されずにたまるため、こりや痛み、しびれなどの不定愁訴が起こります。

すると、心臓は血流障害を改善しようとして収縮、拍動を速くしますが、そのために心臓に負担がかかり、不整脈や高血圧、狭心症などの心臓循環器系の異常が起こりやすくなります。そしてこういう状態は、いっそう交感神経の偏りを固定的なものにします。その結果さらには、大きなストレスにさらされると、それをきっかけに心筋梗塞や脳梗塞、パーキンソン病などを発症することになるのです。

糖尿病を撃退する

ストレスによる交感神経の緊張は糖尿病も引き起こします。アドレナリンやノルアドレナリンはストレスホルモンといわれますが、これらが分泌されると、体内の糖が血液中に運ばれ、血糖値を上げるのです。

こうして危機に立ち向かう興奮状態がつくり出されます。つまり、ストレスが増えると、ストレスに抗する反応として、アドレナリンやノルアドレナリンなど血糖値を上げるホルモンが分泌されるわけです。ですから、長時間労働が続くと、糖尿病になります。

ところが糖尿病は一般的には、「たくさん食べるから起こる」と考えられています。摂取エネルギー過多、運動不足と、その結果としての肥満などが原因とされていますが、なるほど、それらが要因で糖尿病を発症する人もいます。

しかし、そもそも、外国と比べ、日本人には巨大肥満は多くありません。太っているために糖尿病になる人よりも、標準的体型の人や、むしろやせた人に多いことは、現象からもわかるでしょう。

食事や運動不足と、その結果の肥満は高血糖の引き金のひとつではありますが、それだけに焦点を当ててしまうと、ストレスと、それによってもたらされる交感神経緊張の問題は見失われることになってしまいます。

日本人の糖尿病の6割は肥満ではない人と考えられます。ストレスにさらされながら働き続けた人が発症する場合が多く、しかも、根を詰める職業の人がなりやすいという特徴があります。

それなのに、現代医学の治療は無理矢理に運動や食事制限ばかりさせているから、糖尿病がなかなか治らないのです。

交感神経に偏った状態が糖尿病の引き金ですから、糖尿病の人は低酸素、低体温に傾いているし、免疫力も低下しています。そして高血糖なのですが、これの体内環境はふたつのエネルギーのつくり方のうち、解糖系の世界です。糖尿病もまた、自律神経と免疫と解糖系、ミトコンドリア系のふたつのエネルギーの生成の仕方とつながっているのです。

ストレスをなくして免疫力アップ

交感神経が過剰に緊張した状態が慢性的に続くと、血流が低下して体温が低くなります。体温は自律神経が支配しているからです。

体温が下がることによっても、免疫力は低下します。体温が高い、あるいは正常な人と、体温が低い人では、体内の酵素、代謝、免疫力などに大きな違いが生じるのです。

私たちの理想的な体温は、腋の下で測定して36・5度です。このぐらいあれば脳や内臓の深部体温は37・2度ぐらいに保たれ、体内の酵素や免疫、代謝は活発に働きます。

ところが、36度以下、35度台の人は、免疫力が相当低下した状態にあります。

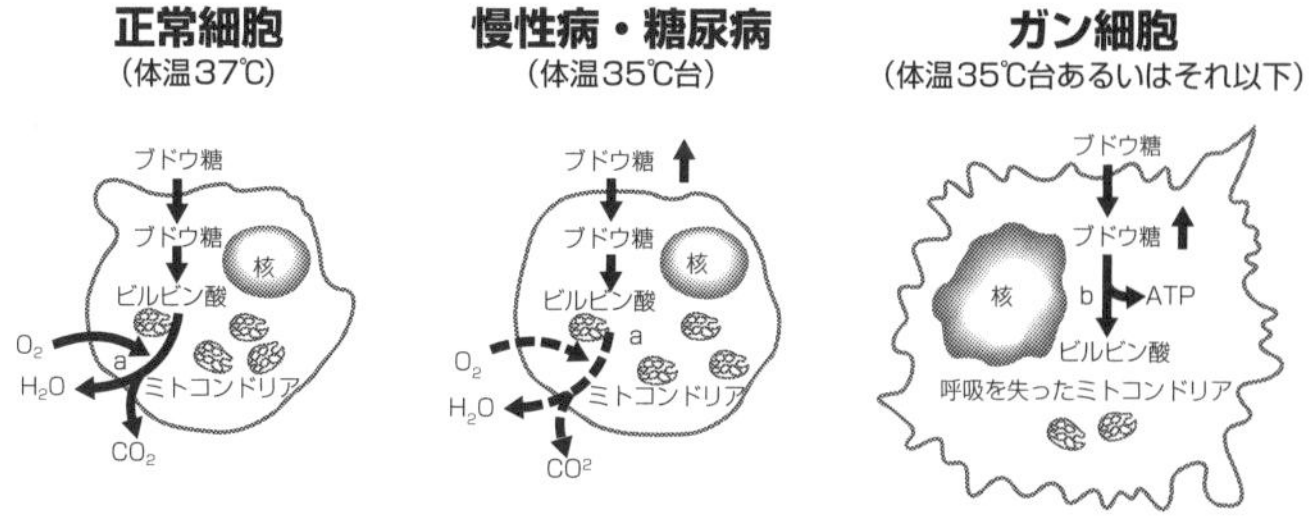

a.TAC 回路と電子伝達系（ミトコンドリア呼吸）→エネルギー（ATP）の産生

a. 低体温によるミトコンドリア呼吸の低下→血糖の上昇とエネルギーの低下

b. 嫌気性呼吸（解糖系）ミトコンドリア支配の増殖調節遺伝子からの解放→分裂

図2　低体温と病気

なぜ、体温が低いと免疫力が低下するのでしょうか。それは、低体温では体内酵素の働きが低下するために新陳代謝が悪くなるからです。体のなかには約３０００種以上の酵素（消化酵素と代謝酵素）があります。低体温では血流も低下し、体の末端の細胞まで血液が供給されにくくなります。その結果、免疫力を担っている白血球も十分行き届かなくなります。

体温が1度下がっただけで、体内酵素の働きは50％、基礎代謝は12％、そして免疫力は37％低下するのです。血流が低下するうえ、酵素がうまく

低体温

低体温というのは病名ではなく、厳密な医学的定義があるわけではない。一般的には３６度未満を低体温と呼んでいる。日本人の平均体温は３６・５度。酵素がうまく働かなくなるので血行が悪く、体が冷えたり、疲れやすかったり、消化力が低下したりするし、免疫力も下がる。

働かないと、細胞内には酸素が不足し、二酸化炭素や老廃物が滞留する要因となります。

そして、細胞のなかでミトコンドリアがつくられにくくなります。ミトコンドリアがエネルギーをつくるためには、高い体温と酸素が必要だからです。ここでも、交感神経と免疫、ミトコンドリアがつながるのです。

●副交感神経緊張が原因となる病気

副交感神経緊張で起こる病気もある

それでは、交感神経優位の生活を改めるとよいかというと、必ずしもそうとはいえません。

ストレスが少ない穏やか過ぎる生活を続けると、リンパ球が増え、アレルギーや過敏症を発症します。リンパ球は、小さな異物に反応する免疫細胞です。ハウスダストなどに対するアレルギーや過敏症で苦しむようになります。

病気の7割は交感神経の過度の緊張で発症していますが、残りの3割は副交感神経の問題が原因で発症しています。

このタイプの病気は、日本が経済的に豊かになるにつれて増えてきました。30年ぐらい前から、アトピー性皮膚炎、気管支ぜんそく、紫外線アレルギー、寒冷アレルギー、化学物質過敏症、電磁波過敏症などさまざまな過敏症に苦しむ日本人が増えました。

わずか30年の間に日本人の遺伝子が変わるわけがありません。私たちの生活習慣や食事習慣が変わり、副交感神経が支配する局面になりやすくなったのです。遺伝子は変わっていないのに、時代が変わると違った病気が起こります。

リンパ球は正常な状態では白血球のうちの約40％を占めますが、45％を超すと過敏症が出てくるし、50％を超すと確実に過敏の世界で苦しみます。

私たちの能力は、子どもでも大人でも高齢の人でも、体を動かして筋肉を鍛え、骨格を丈夫にすることで保たれます。

ところが現代の日本では、飽食と運動不足の人が増えています。副交感神経に偏った生活をしていると、ひ弱で、姿勢が悪く、疲れやすくなります。集中力は交感神経がつかさどっていますが、集中力も長続きしません。

また、のんびり、おっとりとした生活をして、ストレスと無縁に見える人が癌になる場合があります。副交感神経優位なはずですから、癌になるのはおかしいと思われるかもしれません。

ところが、のんびり、おっとりし過ぎた生活は、生活不活発で、こういう生活もまた低酸素、低体温に陥るリスクがあります。交感神経緊張の結果と同じ状態がもたらされることもあるのです。ここでも交感神経と免疫はふたつのエネルギー生成につながってきます。

消化管は副交感神経支配

野生動物が顆粒球を増やすのは、交感神経を緊張させて活発に活動しているときです。手足が傷つき、細菌が侵入しやすいので、それに備えるために顆粒球が増加します。

一方、リンパ球を増やし、副交感神経を働かせるのは、リラックスできる食事のときです。私たちの体には、リンパ節、胸腺、脾臓など、リンパ球の循環や産生を行う免疫器官が備わっています。これらの器官は、進化の過程で軟骨魚類あたりから出現し始めています。

もっとも原初の生物においてリンパ球はどこにあったかというと、消化管の周りです。消化管の機能全般は、リラックス時に優位に働く副交感神経が支配しています。リンパ球も消化管といっしょに働くために副交感神経の支配を受けるようになりました。

本来なら、バランスがとれているのが交感神経と副交感神経の関係です。ところが、仕事に忙殺される過酷な生活を送ったり、悩みを抱えてそれが大きなストレスになったり、あるいは逆に美食と運動不足の偏った生活を送ったりすると、顆粒球とリンパ球のどちらかが過剰になったり、減少したりして、病気が引き起こされることになります。

交感神経、副交感神経のどちらにも偏り過ぎないことが大事

線維筋痛症という難病があります。この病気は、体の広範囲に耐えがたい、強い痛みを引き起こします。全身のさまざまな部位の痛み、首、肩などの上肢や膝など下肢のしびれ、背中や腰のこわばり、臀部から太ももの張った感じ、頭痛などのほか、疲労感や不眠、頻尿、下痢、月経困難、イライラ感、うつや不安感などの症状を伴うこともあります。

痛みの場所が移動することもあるし、進行すると体に何かが触れただけでも激痛が走るようになり、日常生活が難しくなったり、寝たきりになったりします。

検査をしてもほとんど異常は認められず、現代医学では原因不明とされています。正確な患者数は把握されていませんが、全国で推定２００万人に上るともいわれます。

原因不明のため、うつ病や詐病と診断されることもありますが、実は線維筋痛症は副交

感神経優位によって起こる病気なのです。白血球のうちの顆粒球とリンパ球のうち、リンパ球が増えて、顆粒球とリンパ球のバランスが崩れ、リンパ球過剰による過敏症が起きているのです。体に何かが触れただけで激痛が起きるのも、リンパ球過剰による反応です。

この線維筋痛症のように、副交感神経優位、リンパ球増加が原因で発症する病気にも、国の指定難病に入れられているものもあります。

私たちは無理をし過ぎても、楽をし過ぎても病気になるのです。交感神経、副交感神経のどちらにも偏り過ぎない生活が大事です。両者のバランスをとることは実際はなかなか難しいでしょう。なにしろ、自律神経は自分の意思ではコントロールできませんが、交感神経が慢性的に緊張する要因を自覚し、生活を改めて自律神経のバランスがとれるようにすることが求められます。

健康と長生きのための予備知識　③

重力と病気の関係

恒温動物は体内の体温をいつも温かく保ち、安定した活動を得ることができます。

興味深いことには、恒温動物の間でもこの深部体温には違いがあります。ヒトは 37℃、マウスは 38℃、ウマやウシは 39℃、ニワトリ 41℃、スズメ 43℃などとなっています。

特に、重力に逆らって飛ぶような動物の体温が高いのに気づきます。重力に逆らって自身の体重を持ち上げることは大変なので、体温を高くしてミトコンドリア機能を高めているのでしょう。スズメの素早い飛び立ちが思い浮かびます。

私たち人間の場合も、立ち仕事で重力に逆らう時間が長いのが一番疲れます。

座ってやる仕事は楽ですが、立ち仕事は大変なのです。従って、無理してからだを壊す頻度の高い仕事は立ち仕事です。美容師の人、花屋さん、デパートの売り場の人などです。立ち仕事の人は長時間労働に注意です。

第4章　ミトコンドリアが元気だと癌は小さくなる

●内部環境の悪化が癌の原因

現代医学では発癌の原因がわかっていない

癌は日本人の死因の1位であり続けています。毎年、35万人が癌が原因で亡くなっており、約80万人が新たに癌になっています。医学は進んだといわれるのに、なぜ、癌になる人の数も、癌で死ぬ人の数も減らないのでしょうか。それは、癌について本当のことを理解していないからです。

今の医学界では、癌の原因は「紫外線、食品添加物、放射線、大気汚染などの発癌物質が原因となって遺伝子が突然変異を起こし、癌を引き起こす」と考えられています。しかし私はそうではないと考えています。

もちろん、遺伝子が突然変異を起こして、発癌する例はありますが、それは発癌全体における割合では少数と私はみています。

現代医学のとらえ方は、「発癌は、発癌物質によって遺伝子異常が引き起こされることで始まる」という従来の考え方のままで変わらず進展がありませんが、この誤ったとらえ方が大きな問題です。癌になる人も、癌で亡くなる人もいっこうに減らないことの原因はここにあります。

治療も、現代医学の治療は手術、抗癌剤、放射線が中心ですが、これらはどれも対症療法です。対症療法に終始しているということは、病気の根本原因が解明されていないことの証拠であるといえるでしょう。

病気の根本原因がわかっていれば、その根本原因に対応した治療を行えばよいことはわかりきっています。根本原因がわかっていないから、根本から治療する方法も開発されません。だから当然ですが、癌を確実に予防する方法も確立されていないのです。

私は、癌が発症するメカニズムを自律神経と免疫から解明しましたが、さらにはエネルギー生成の面からも発癌の原因を突き止めることができました。癌の発症には、この本のテーマである解糖系とミトコンドリア系のエネルギー生成が影響しています。

癌の人の内部環境は「低体温、低酸素、高血糖」

癌の人の内部環境の特徴は低体温、低酸素、高血糖です。この3つの条

低酸素
生体の組織中の酸素が欠乏している状態。解糖系代謝が亢進し、酸とアルカリのバランスが崩れ、血液が酸性に傾いたアシドーシスに陥る。腎不全や糖尿病が原因でアルカリが失われたときなどに起きる。

件はいずれも不健康な、あるいは病的な状態です。そして、この状態はエネルギーのつくり方が解糖系に傾き過ぎた結果もたらされます。

なぜ、こういう不健康な状態が引き起こされるのでしょうか。その主な要因はストレスです。

ストレスは、交感神経を緊張させ、低酸素、低体温や血流障害をもたらします。ストレスにさらされると、呼吸で取り入れる酸素も減ります。血流障害があると、個々の細胞に酸素が十分に行き渡らないため、細胞は酸素不足に陥ります。血流量が減ると体温は下がり、このことも免疫力を低下させる要因となります。

もちろん、ストレスが絶対的に悪いわけではありません。ストレスがかかると、交感神経が緊張しますが、それによって活力が出て、物事を乗り越える力がわいてきます。しかし、度を超すと、血管が収縮し、低体温、低酸素になってしまうのです。

交感神経が緊張すると、血管が収縮し、血圧を上げます。アドレナリンやコルチゾールなど血糖値を上げるホルモンが分泌されるので、血糖値が

高血糖

血液中のブドウ糖濃度「血糖値」が高い状態で、慢性的に高いと糖尿病と診断される。血糖値を下げるホルモンのインスリンの分泌が少ないか、働きが不十分なために血糖値は高くなる。この状態が続くと、血管障害が進み、さまざまな合併症を引き起こす。

高くなります。ストレスは低酸素、低体温、高血糖をもたらし、このような内部環境が持続した結果、発癌に至ります。

癌の主な原因がストレスであることは、内部環境の指標を調べた結果からも明らかです。在籍していた大学の研究室で、癌になったが、まだ治療をしていない人の内部環境を調べたことがありました。

内部環境の指標のひとつは、血液の酸・アルカリ度です。酸性・アルカリ性には、酸・アルカリ度が弱いか強いかの度合いがあります。酸・アルカリの度合いを表す数値にはpHを用います。pHは、1〜14まであり、7を中性とし、それ未満を酸性、それより大きければアルカリ性としています。7よりも値が小さければ小さいほど酸性の性質が強く、値が大きければ大きいほどアルカリ性の性質が強いことになります。

私たちの血液も、健康な状態では中性に保たれています。pHは、7・5とか、7・4ぐらいです。

研究室で調べた結果は、癌の人たちは、静脈血でpHが7・35とか7・32などと、酸性に大きく傾いていていました。

先に、ストレスは低酸素をもたらすと述べましたが、癌の人は細胞に酸素が少なく（低酸素）、酸素分圧が低いことも特徴のひとつです。酸素分圧とは全体の圧力のうち酸素が占める圧力のことで、酸素分圧が低いということは酸素が少ないということです。

癌の人は、酸素分圧が低く、炭酸ガス分圧が高くなっています。そして、免疫では、リンパ球の数が少ないことが特徴です。

以上は、ストレス反応の典型的パターンを示しています。

癌は悪化した内部環境への適応現象

癌の人の内部環境は低体温、低酸素、高血糖であると述べましたが、これは解糖系の世界です。解糖系は「無酸素・低温・高血糖・分裂」が特徴で、一方、ミトコンドリア系は逆に「有酸素・高温・分裂抑制」が特徴です。解糖系は癌が大好きな世界なのです。

それでは、低体温、低酸素、高血糖が、解糖系・ミトコンドリア系のエネルギー生成と、どのように絡んで発癌に至るのでしょうか。

そのために唐突ですが、酵母を例にとって説明しましょう。酒造りにおける酵母と発癌は共通しています。

酒造りは麹と酵母を用います。醗酵過程では、米のでんぷんが麹の酵素によって糖に分解され、その糖を酵母がアルコールに転換します。醗酵工程に入る前に、あらかじめ酵母を培養して大量に増殖させたものが酒母で、酒母は「もと」ともいわれます。

酵母のミトコンドリアが働いてアルコール醗酵を行いますが、ミトコンドリアが働き過ぎては、アルコール醗酵がいき過ぎて、仕込んだ米が炭酸ガスと水になってしまいます。

そうならないためには、酵母のミトコンドリアの働きを止めることが大切です。それが、寒仕込み（寒造り）で、酵母に効果的な活動をうながすために低温であることが望ましいため、自然低温環境である冬を利用して酒造りをします。仕込みの樽に蓋をして酸素を遮断します。

同じことが癌細胞の増殖でみられます。生き方の無理などでストレスにさらされると、低体温、低酸素、高血糖になります。

この悪化した内部環境が続くと、好気的ミトコンドリア系のエネルギー生成には不利となります。つまり、ストレスが長引くと、体はエネルギー不足に陥り、疲れやすく、やつれてきます。これが癌をはじめ多くの病気の発症の始まりです。

この内部環境がさらに持続すると、どうなるでしょうか。ミトコンドリアには、数は少ないですが、分裂する細胞があり、その細胞に適応現象が起きます。低体温、低酸素、高血糖のなかで生き延びるための生体反応として、ミトコンドリアの働きを抑制するのです。癌抑制遺伝子の働きを低下させたり、癌遺伝子の働きを活性化したりする適応が段階的に進み、癌細胞が生まれてきます。

低体温、低酸素、高血糖は、癌細胞が大好きな環境であり、癌細胞の分裂が起こります。ストレスの多い過酷な状況下では、20億年前の無酸素の細胞をもう一度つくり直さないと適応できません。ですから癌は、発癌物質による遺伝子の突然変異で起こるのではなく、「過酷な生き方に適応するために20億年前の細胞に先祖返りした現象」なのです。

くり返しますが、細胞の癌化は遺伝子の失敗で起こるのではありません。悪化した内部環境に適応するための合目的「先祖返り」ということなのです。私たちはストレスにさらされると、特殊進化させた組織や臓器などを切り捨てて生き延びようとします。たとえば、脱毛もその現象のひとつです。細胞の癌化は、ミトコンドリアを切り捨てる現象だと解釈できるでしょう。

健康と長生きのための予備知識　④

ステロイドはむやみに使わない

ステロイドは副腎皮質ホルモンとも呼ばれ、微妙な調節下に置かれています。生理的には日内リズムがあり、早朝の目覚め前に分泌されて、その日一日の元気さを整えてくれています。このほか、強いストレスにさらされてもステロイド分泌が起こり、それゆえステロイドはストレスホルモンとも言われます。

強いストレス時に、ステロイドはどのような働きをしているのでしょうか。最近わかってきたことですが、ミトコンドリアの機能を止めることなのです。野生の動物が危険にさらされた時、戦うか逃げるかの緊急事態が生じます。この時必要なことが、解糖系を働かせ、瞬発力を得て危機を乗り越えることです。ミトコンドリア機能を止め、低体温と低酸素の状態をつくり、解糖系を整えます。

炎症を合成ステロイドで止めるのも、ミトコンドリアの機能停止によります。病気が治ったわけではありません。むしろ、長期使用により、生きる力を失うことになります。

●現代医療では癌は治せない

癌細胞は酸素を使わないでエネルギーを産生できる

先に、発癌と醗酵は同じであるという話をしましたが、そのことは20世紀の早い時期に明らかにされていました。

ドイツの生化学者、オットー・ワールブルク博士（1883―1970年）は、「癌細胞はミトコンドリアが少なく、嫌気的解糖系エネルギーを得ている」ことを見出しました。

つまり、前の項で説明しましたが、癌細胞は醗酵で生きていることを明らかにしたのです。

ワールブルク博士は1931年に、「呼吸酵素」の発見でノーベル生理学・医学賞を受賞しています。

ワールブルク博士が発見した癌細胞のエネルギー代謝は、癌研究の重要なテーマのひとつになっています。癌のPET検査も、ワールブルク効果に基づいて開発されました。癌細胞がブドウ糖を多く取り込みます。多くの癌細胞の表面（細胞膜）には、細胞内へのブドウ糖の取り込みを行う「ブドウ糖輸送体」というたんぱく質の量が増えています。

ＰＥＴは、フッ素の同位体で標識したブドウ糖を注射し、この薬剤が癌組織に集まるところを画像化することで癌細胞の有無や位置を調べるというものです。つまり、ＰＥＴは、正常細胞に比べてブドウ糖の取り込みが非常に高い癌細胞の特性を利用した検査法というわけです。

ワールブルク博士は、癌について研究を重ねたからでしょうか。自分は癌になりたくないと、大気汚染などの有害物質にたいそう気をつけ、癌にならない工夫をして生きていました。食べる野菜は無農薬で、自分の畑でつくり、パンは添加物を入れないという徹底ぶりでした。

ノーベル賞を受賞した偉大な学者ということで、戦後、日本に招待されました。しかし、当時の日本は四日市ぜんそく、川崎ぜんそくなどが社会問題化し、騒がれていました。そのため、招待は断られてしまいました。

ワールブルク博士のこの研究は、すばらしい発見でした。けれど、博士の発癌に関する論文が公表された後は、癌細胞の特有な遺伝子が見つかりはじめ、それによって癌に対する考え方の流れは変わっていきました。

発癌物質によって、遺伝子の異常がもたらされ、発癌につながるという考え方が主流になっていったのです。せっかく癌発症の根本を発見したのに、それを治療や改善に活かすことはなかったのです。

残念ながら、こうした彼の研究を土台にしていない以上、現代医療が癌を治せないでいるのも仕方がないことですが、それが現代医学の現状ともいえるのです。

癌遺伝子の発見が、癌の治療を遅らせている

細胞分裂に関しては、ドイツ人医師のルドルフ・ウィルヒョー（1821〜1902年）が、「すべての細胞はほかの細胞に由来する」「細胞の増殖法は、細胞分裂以外には存在しない」と提唱しました。

ウィルヒョーの癌の定義に従えば、癌は「癌細胞の突然変異によって生じ、宿主（患者）を死にいたらしめるまで、無限に増殖を続ける」ということになります。この考え方がいまも医学界では続いており、癌は無限に増殖すると医療関係者も患者さんも信じています。

20世紀には、癌について偉大な発見がなされました。それが癌遺伝子の発見です。1982年に初めて、ヒトの癌遺伝子「Ｒａｓ」が、アメリカの生物学者、ロバート・Ａ・ワ

インバーグ（１９４２年〜）らによって発見されました。

ワインバーグは、細胞は核内に自ら破壊する因子を持った遺伝子を抱えているといい、この遺伝子（原癌遺伝子）が発癌物質などによって癌遺伝子に変化すると考えました。この癌遺伝子を抑える遺伝子（癌抑制遺伝子）も発見しました。発癌遺伝子に関しては、健康な細胞に発癌遺伝子を入れると癌ができることが実験で確かめられました。

発癌物質については、すでに１７００年代に、煙突掃除夫に陰嚢癌が発症することが分かっていました。またその後、１９３８年には、アスベストが肺癌の原因となることがドイツで発表されました。

ワインバーグの研究は今日の癌医療の基礎をなすものであり、非常に重要な側面を持っていますが、癌を細胞の異常と捉えている点で、癌の本質にはたどり着いていないことがわかります。

癌は異常な細胞ではなく、低酸素・低体温の条件下で生み出されるものです。癌は体が危機を乗り越えるための適応現象であるととらえることでこそ、その正体は見えてくるのです。

ワインバーグは、癌を「裏切り者の細胞」と呼んでいました。低酸素・低体温の世界に本質的にアプローチできていませんが、適応現象を裏切りと呼ぶ以上、こういう見方に立っていては当然癌を治すことなどできないでしょう。

広まらなかったゲルソン療法

オットー・ワールブルク博士と同じ時代のドイツでは、マックス・ゲルソン博士（1881〜1959）がオリジナルの食事療法を考案しました。それが今に続いている「ゲルソン療法」です。この食事療法は現代の日本にも導入され、癌の治療に取り入れ、指導している医師がいます。癌の食事療法として、一定の効果を上げているといわれます。

ゲルソン博士はワールブルク博士の信奉者で、食事療法を開発する上でワールブルク博士の自然食に関する考えの影響を強く受けていました。

ゲルソン博士は、最初はこの食事療法を結核患者に指導し、大きな成果を上げました。その後、アメリカに渡り、癌患者を指導するようになり、癌治療にもすばらしい成果を得ました。

ゲルソン療法は、肉類などの動物性たんぱく質やナトリウム（塩分）の摂取を避け、生野菜や果物をジュースにしてとるなどを基本にしたものです。ゲルソン博士は、ワールブルク博士の影響で、「癌の原因は塩漬けにした肉をたくさん食べる欧米人の食習慣にあるのではないか」という点に着目しました。

的確な着眼です。肉食をやめ、塩をとらず、野菜や果物の摂取を増やすという食事は、ミトコンドリアの働きを活性化するうえで効果的です。ゲルソン博士が癌の治療に成果を上げたのも頷けます。

癌細胞は、ミトコンドリアが少なく、ナトリウム依存度が高く、カリウムが少ないのが特徴であり、この状態を逆転させるのがゲルソン博士の食事療法でした。癌細胞はブドウ糖をエサにすることから、ゲルソン療法では砂糖の摂取も控えますが、このことも理に適っています。

しかし、前述したように、時代は当時は遺伝子研究と抗癌剤の開発へと、変換の真っ直中にありました。現在の三大療法（手術、抗癌剤、放射線）の土台が築かれた時期でもありました。

医師や医療関係者の関心は、もっぱらそれらにあり、食事の改善によって癌が治るという手法には抵抗を感じる人が多かったようです。医師の多くが嫌がり、ゲルソン療法は黙殺され、それればかりか、ゲルソン博士は迫害されました。

●癌細胞は異常な細胞ではない

癌は「裏切り者の細胞」ではない

さらに、60年前からは、抗癌剤が出始め、攻撃的に癌細胞を死滅させるという治療が広まってきました。手に負えない細胞は攻撃して殺してしまえ、という流れです。

癌の放射線治療は18世紀には開発されましたが、抗癌剤はそれよりも遅く、初めて登場したのが20世紀半ばでした。それは兵器のマスタードガスをもとに、1946年頃に初めて治療に使われました。

日本でも1949年にマスタードガスをもとにした抗癌剤が開発され、その後、1950代から1960年代にかけて活発に開発され、現在も使われている主立った抗癌剤はこの時期に出揃いました。

昭和30年代にはまだ、抗癌剤はあまりポピュラーな治療ではありませんでしたが、40年代からは抗癌剤の時代へと変わっていきました。そして、抗癌剤の形態も、単剤投与から多剤併用へ、さらに現在は分子標的薬へと変化してきました。

多剤併用とは、その言葉通り、数種類の抗癌剤を併用する方法です。この方法を行う理由として、効果の異なる複数の抗癌剤を同時に投与することで、それぞれの薬が持つ異なる効果が期待できるし、副作用が分散され、副作用の症状が緩和できることが挙げられています。

分子標的薬は、癌の成長の鍵となる分子を標的とする薬剤です。従来の抗癌剤は、細胞分裂の阻害を標的とし、殺細胞効果を指標に開発されてきました。それに対し、分子標的薬は癌細胞の増殖において特異的な役割を果たす標的、あるいは癌細胞に高頻度に発現している標的に作用することを指標に開発されてきました。癌細胞の表面にあるたんぱく質や遺伝子をターゲットとして効率よく攻撃する抗癌剤です。

このため、正常な細胞に対する影響は最小限にとどまり、副作用も比較的少なく抑えることができるというものです。

このように、抗癌剤も進化したように思えますが、いずれも攻撃的治療であることは変わりないし、よい結果は得られていません。癌は先祖返りの細胞ですから、癌も身のうちです。癌細胞を裏切りの細胞ととらえて、抗癌剤などで攻撃すると最期は悲惨な状態に陥ることになります。

抗癌剤治療で癌が治らない理由

抗癌剤はからだの負担になり、低酸素、低体温、高血糖をもたらします。この3つは発癌の内部環境そのものです。癌になった人はこの3条件を備えているから、抗癌剤治療によって、ますますそれら3条件に拍車をかけることはおわかりでしょう。これでは、癌が治るはずがありません。

ところが、抗癌剤が無効なことには、もっと根源的な理由があります。癌の分子標的薬も、実際は癌治療に勝利できないでいますが、それには理由があるのです。癌細胞に勝てるわけがありません。

その決定的な理由が、私は解明できました。

1980年代から特にいろいろな癌遺伝子が見つかったのですが、研究が進められると、癌遺伝子はみな、解糖系生命体が持っていた分裂遺伝子だとわかりました。

はじめから癌細胞になるための遺伝子があったのではなく、細胞が分裂するための遺伝子があったということです。細胞分裂するために、遺伝子はミトコンドリアが多い状態であると働けません。そこで、遺伝子は、ミトコンドリアを少し減らして正常分裂を、ミトコンドリアをかなり減らして精子の分裂を、そしてミトコンドリアをもっと減らして癌細胞の分裂を行うのです。

つまり、癌細胞で使われている遺伝子はすべて、正常な細胞でも使われています。発癌遺伝子も癌抑制遺伝子も正常な細胞と本来的には同じで、区別できません。

癌細胞と正常な細胞の違いは、癌細胞は遺伝子によってミトコンドリアが削られただけの違いに過ぎないのです。癌細胞は、ミトコンドリアが持ち込んだ分裂抑制遺伝子から解放されたわけで、分裂できるということのほかには正常な細胞との間に違いはないのです。

元は共通の遺伝子で、区別するのは無理なのです。

ですから、遺伝子レベルであろうと、細胞レベルであろうと、癌を死滅させようとして抗癌剤や放射線で攻撃しても、それは無意味です。

それでは、癌を治すためにはどうすればよいでしょうか。

癌になる細胞には、ミトコンドリアが少ないという特徴があります。そして、癌細胞には、ミトコンドリアが少なくなり、解糖系生命体に近いという性質があります。細胞分裂ができるための条件は、性質が解糖系生命体に近く、低体温、低酸素であること、糖が多いことです。

以上は、癌の成り立ちについて私が発見した知見で、生命の成り立ちや体内や細胞の内部環境など、あらゆる現象と矛盾がありません。

抗癌剤の理論は、遺伝子で癌が発症するなら、それを叩き潰してしまえという思想です。けれど、変異した癌抑制遺伝子をターゲットにしたら、正常な細胞が巻き添えを食って、生命そのものが滅びることになります。その理由は、前の項で説明したとおり、正常な細胞も癌遺伝子と同じ遺伝子を使っているからです。

癌の人の内部環境は、ミトコンドリアが少なくて、低体温、低酸素、高血糖です。ですから、癌を治すには、その内部環境を変えるしかないですし、内部環境を変えると、癌は自然退縮してくるのです。

●癌が発症しやすい場所と原因

癌が発生しやすい場所と、しにくい場所

私たちが過酷な生き方をして低酸素、低体温、高血糖が続くと、ミトコンドリアが不活性化し、ミトコンドリアが持ち込んだ分裂抑制遺伝子も働かなくなり、ミトコンドリアの

健康と長生きのための予備知識　⑤

不眠の解消法

不眠の原因は、両極端のふたつの原因で起こっていると考えられます。ひとつは交感神経緊張タイプです。交感神経は活動の体調をつくる方の自律神経ですが、活性化し過ぎると興奮状態になるので、夜は不眠になってしまいます。興奮すると、頭が冴えて眠れないのです。交感神経を緊張させるさらなる原因を考えると、心配事を抱えた時と忙し過ぎる時です。いずれも興奮の状態になっています。

正反対に、副交感神経優位タイプでも時に不眠になります。副交感神経優位は食べ過ぎや運動不足などで起こります。甘い物の取り過ぎも同様です。副交感神経優位の特徴はリラックスなのですが、行き過ぎると過敏体質になってしまいます。物音に過敏、においに過敏、低周波に過敏などいろいろです。枕やフトンにも過敏で、ついにはちょっとしたことで目が覚めてしまいます。

自分がどちら側のタイプかを診断して、不眠から逃れましょう。

少ない場所から癌細胞が生まれます。

そして、基本的なこととして、癌が発生しやすい場所と、しにくい場所があります。それは、ミトコンドリアの多寡によります。

私たちの古い先祖である解糖系生命体は、分裂促進遺伝子、すなわち癌遺伝子を持ち、分裂をくり返していましたが、ミトコンドリア生命体と合体した際、分裂抑制遺伝子が持ち込まれました。そのため、ミトコンドリアが多い心臓や赤筋などに癌は発生しません。

心臓は血液が多いから癌にならないと思っているかもしれませんが、そうではありません。ミトコンドリアが常に活性化し、使われているからなのです。

一方、癌ができやすいのは、ミトコンドリアが少ない分裂細胞、すなわち皮膚、腸上皮と、腸上皮に付随した分泌腺細胞です。

これらの場所でも、ストレスが少なく酸素をたっぷり取り込んでいる間はミトコンドリアが分裂を抑制しています。しかし、ストレスの多い生活を続けると、ミトコンドリアが正常に機能しなくなり、低酸素、低体温、高血糖への適応として、解糖系＝癌細胞が目覚めます。

解糖系の組織・器官でも、ミトコンドリアはつくられて、癌細胞の発生を抑制する働きをしています。ミトコンドリアが正常に機能していれば、血流は促進し、細胞は酸素がたっぷり含まれているから、癌を発症しないのです。

癌はいちばん負担がかかっているところに発症する

癌の8割は、ストレスが原因です。ここで言うストレスとは、体に心身の無理をかけ過ぎたということです。残りの2割は不活発によります。

ストレスによる発癌ということでは、癌は体のうちでいちばん大きく負担がかかった臓器や部位に発症します。

たとえば、政治家は演説を行いますが、演説や講演をする機会が多いと、喉の一帯を使い過ぎることで低酸素・低体温の環境になりやすい傾向があります。こういう状態が続くと、喉頭癌になるリスクがあります。

仕事で重い荷物を背負ったり、立ちっ放しだったりする人は、骨に負担がかかり、骨髄性白血病になるおそれがあります。歌舞伎役者は舞台で、舞ったり踊ったりしながら、音楽にあわせて舞台の上でドンと足踏みをし、大きな音を鳴り響かせます。これは足拍子といいます。足拍子はかなり重力をかけますが、その負担は脊椎にかかり、椎骨の中の骨髄にいちばん影響が及びます。

だから、骨髄性白血病になるおそれがあります。歌舞伎の市川団十郎さんはこの病気にかかりましたが、重い衣装をつけて稽古し、しかも足を踏みしめるので、骨に対する負担は相当なものだったでしょう。

責任感が強い人は、胃癌になりやすい傾向があります。胃がキリキリするような精神状態のとき、胃は血液が巡らず、虚血状態になっており、発癌しやすくなります。

かつて日本人には胃癌がもっとも多い癌でした。食生活と胃癌の関係では、こげ飯や冷や飯、しょっぱいものなどが胃に大きな負担をかけます。胃の粘膜が虚血になった結果、胃癌を発症します。キムチもまた、含まれている唐辛子が胃の粘膜を刺激します。キムチを常食していると、胃の粘膜にとって負担となり、胃癌を引き起こす原因となります。

食生活と癌の関係ではまた、よく知られているのは、強いアルコールと食道癌の関係です。ウイスキーやブランデーなどアルコール度数が高い酒は、食道の粘膜を刺激し、粘膜を傷つけ、食道癌を誘発する原因となります。

大腸癌は、がんばり過ぎと肉食が原因です。ストレスは腸の働きを低下させます。がんばり過ぎると、慢性的にストレスを抱えていることになり、腸の血液循環は低下します。

腸は神経器官でもあるし、免疫器官でもあります。

また、肉は、窒素酸化物として腐敗し、発癌の要因となります。日本人は煮た野菜をよく食べるため、もともと大腸癌は少なかったのですが、肉食が増えるにつれて増加してきました。

肺癌は、大気汚染と悩みが主な原因です。悩みは、呼吸器系を抑制するので、呼吸が浅くなり、体内に取り入れる酸素の量が減ります。肺は本来、酸素を大量に入れることを前提として、機能するようになっている臓器です。そのため、酸素が少ないと発癌します。また、大気汚染には発癌物質が含まれているため、大気中の汚染物質は肺癌を発症する要因のひとつとなります。

前立腺癌は、原因の50％は忙しさで、解糖系に傾くために虚血（血流不足）になることによって発症します。残り50％の原因は太り過ぎです。まったく動かない不活発な生活のために、腰回りに肉がつき、腰回りの冷えをもたらします。血液循環不良と冷えが癌の発症に影響します。

乳房、卵巣、子宮の癌は、ストレスと血流障害が原因で発症します。妊娠したときは、これらの器官はフル回転で活動し、血流が促進します。ミトコンドリアが活性化しています。

ところが、それ以外のときは、ミトコンドリアが妊娠時に比べて使われません。そのため血流が低下し、それによって癌化しやすくなるのです。

日本人は皮膚癌の原因としての太陽光を恐がらなくてもよい

太陽光の紫外線は、皮膚の老化を招く要因になるし、皮膚癌を引き起こします。そういった知識が広まっているこんにち、女性のなかにはそのことを気にし、過剰なまでに紫外線対策を行っている人もいるようです。

しかし、日本人の場合、紫外線に強いので、さほど気にする必要はありません。

太陽光の紫外線に当たったために皮膚癌になるのは、主にヨーロッパの白人です。彼らは太陽光が弱い地域に長年住んできました。そのため、少しでも多く、太陽光に体をさらそうとします。その白人がオーストラリアやアメリカの太陽光が強い地域に移住すると、今度は耐えられません。

歴史的、民族的に、太陽をたくさん取り込めるような皮膚、体ではないからです。そのため、強い太陽光に日常的にさらされると、皮膚癌を発症することになります。

日本人はヨーロッパの白人と違い、強い太陽の光のもとで生きてきた歴史があります。だから、遺伝的に太陽の光に強く、皮膚癌にはなりにくいのです。

太陽の光に当たることは、健康の維持・増進、病気予防に必要です。ミトコンドリアは、太陽に当たることによってつくられます。皮膚癌を恐れるあまり、過剰に紫外線対策を講じるのは、太陽光線の恩恵を拒否しているともいえるでしょう。

ちなみに、アフリカに代々住んできた黒人がヨーロッパの北に移住すると、太陽光の弱さ、少なさのために苦しむことになります。ビタミンDがつくられなくなるため、歯が生えなかったり、骨粗鬆症になったりするのです。

真面目な人は癌になりやすい

解糖系に偏った生活は、言い換えれば、ストレスが多い生活ということです。癌がストレスと深い関係にあるのはそのためです。そして、癌は真面目な人がなりやすいのです。その理由を解剖して説明しましょう。

解糖系に偏った生活は、仕事などで緊張度を高め、細胞は酸素欠乏になって乳酸がたまります。当然疲れてきますから、普通はゆっくりと休養をとるでしょう。そうすると、エネルギーの産生は解糖系からミトコンドリア系にチェンジされ、解糖系とミトコンドリア系のバランスがとれます。

自律神経から説明すると、ストレスにさらされると交感神経が緊張します。ストレスにさらされた過酷な生活、悩み事を抱えた生活が続くと、自律神経のバランスが崩れ、体は低酸素・低体温の状態に陥ります。

要するに、ミトコンドリアの面からも、自律神経の面からも、体の内部環境は発癌しやすい状態に傾くのです。

もちろん、悩むことも必要です。真面目だから悩むわけで、真面目なことは美徳でもあります。しかし、多くの人は、悩んでも解決できない問題とわかると、意識的に気持ちを切り換えて逃れようとするでしょう。これは解糖系からの逃走ともいえます。

ところが、真面目な人は、この切り替えがうまくできない場合があります。真面目過ぎると、解決できない問題とわかっていても、あれこれ考え、悩んでしまいます。それは解糖系の世界にとどまっているということで、そこに居続けるということは、自分で癌をつくろうとしているともいえるでしょう。

●生き方を変えることで癌を治す

癌は自然退縮する

癌は、内部環境が変われば、自然退縮する可能性があります。実際に昔から自然退縮したケースはありました。先に取り上げましたが、ゲルソン療法の食事療法を実践して、癌が消失する場合も、自然退縮とみなしてよいでしょう。

昭和30年代には、わが国で心療内科の草分け的存在の九州大学精神身体医学研究施設（現在の心療内科に相当）池見酉次郎教授が癌の自然退縮例を発表しました。池見教授は、心と体の相関関係に着目した治療法の確立、体系化に尽力されました。

池見教授は同研究施設の中川俊二先生とともに癌の自然退縮例を研究し、集めた癌の自然退縮例は74例に上りました。

この74人のケースを分析すると、風邪、面疔、マラリアなどで高熱が出た後に癌が消失しています。温かい内部環境に変わったことで、酸素が運ばれ、循環がよくなって、癌が自然退縮したものと考えられます。

池見教授は、74人の癌の自然退縮がみられた患者さんで、精神生活や生活環境を詳しく分析できた31人をまとめています。31人中23人に人生観や生き方の大きな変化があったと報告されています。

このように、発癌の本質に迫る研究がなされていたのですが、前述したように、昭和40年頃から抗癌剤全盛の時代を迎え、その研究の流れはせき止められることになりました。

それはともかく、実際、癌を自然退縮させることは、私に言わせるとけっして難しいことではありません。先に述べたように、癌は悪化した内部環境への適応現象ですから、癌を自然退縮させるためにはその内部環境を変えればよいのです。つまり、それは癌が適応しにくい環境で、低酸素・低体温ではない、ミトコンドリアが働きやすい環境をつくればよいからです。

実際に、代替療法では、癌が自然退縮したという臨床例はたくさんあります。癌の患者の会でも、現代医学の治療とは別の、食事療法を指導している会があり、そういう会の人たちにも自然退縮した例はたくさんあるようです。

代替療法のなかには、自律神経免疫療法のように、体内の免疫機能を高めるさまざまな治療法がありますが、しっかり成果を挙げているものに共通しているのは、「体を温める」効果があるということです。体を温めることによって、ミトコンドリアが活性化します。

低酸素・低体温で分裂の世界は支えられているわけですから、逆の環境を与えれば、癌が活動できなくなり、癌は自然退縮していきます。癌は良性腫瘍↓早期癌↓進行癌↓末期癌という経過をたどっていきますが、「福田－安保免疫理論」に立つと、癌が住みにくい内部環境に変えると、その逆の経過をたどって自然退縮していきます。

癌を自分で治した人は考え方を変えている

癌を自分で治した人は、考え方を変えています。考え方を変えるということは、生き方を変えるということです。

先に、九州大学教授の池見酉次郎教授が行った、癌の自然退縮例を紹介しました。報告によると、癌が自然退縮するときは、免疫力が高いことが共通点だそうです。また、アレルギー反応とか、あるいは癌の周りで炎症が起きているときに、自然退縮が始まっていたといいます。

「いずみの会」などの、癌患者の会には、癌が自然退縮した患者さんがたくさんいます。ところで自然退縮というと、病気の改善のために特に何もせず、放っておいたのに、いつの間にか癌が消失したり縮小したり進行が止まったりしたと思われるかもしれません。

そういうケースもないわけではないでしょうが、癌が自然退縮した人の多くは考え方を変え、生き方を変えているのです。

その中心は、働き過ぎなど、無理をし過ぎた生き方を改めることのようです。そして、日々の生活を変えます。具体的には、食事の内容や量を変えたり、早寝を心がけたり、運動を始めたり、体を温める努力をしたりということでしょう。

考え方を変えるということは、心の持ち方やありようを変えることでもあります。怒らない、他人を攻撃しない、物事を否定的ではなく肯定的、前向きにとらえるなど、ポジティブかつ、穏やかな気持ちは、体の内部環境をよくすることに役立ちます。

体の負担にならなければ癌細胞は取ってもよい

かたまりの癌が発見された場合、治療はまず、手術でかたまりを除くのが一般的です。しかし、おなかなどを切り開いての手術は体に大きな負担をかけます。最近は、内視鏡下の手術が普及してきました。

以前、癌の外科医から聞いたことがありますが、手術で癌を切除した後の、治癒や再発については予想ができないということでした。

どういうことかといいますと、手術で癌のかたまりがきれいに取り除けた場合には再発や転移はしないとも、逆に、取り残した部分があったから必ず転移や再発をするとも、どちらとも言えないというのです。

実際、胃癌になって手術で胃を丸ごと切除して、その後、何も治療せずに癌が治る場合があります。一方、「癌はきれいに取れました」と医師に言われたけれど、1年、2年後に再発や転移する場合もあります。つまり、先の外科医の話では、転移や再発は手術の結果の善し悪しに関係ないといいます。このことから導かれることは、癌の再発や転移を防ぐには、転移や再発しないような内部環境に体を変えていくことが必要ということです。

手術の是非については、癌のかたまりがあると、体にとても大きな負担となるので、体の負担にならなければ取ってもよいでしょう。

●癌の予防

癌を予防・改善する法則

今の医学では、癌のメカニズムは解明されていないので抗癌剤など対症療法の治療しかありません。日本人だけで年間35万人が亡くなっています。

しかし私の得た結論では、ミトコンドリアが正常に機能しないストレスフルな生き方が癌の原因なのだから、ミトコンドリアが正常に機能する状態にすれば癌細胞は増えないはずです。癌細胞は20億年前の先祖です。「あなたの出番はつくることにしません。今まで失礼しました」と、謝罪する気持ちを持てばよいでしょう。同時に、癌をあまり悪いものと考えず、「お懐かしゅうございます」といった感じで付き合えばよいと思います。

★がんばり過ぎの生き方を変える

日本人は世界的にみても、真面目な民族です。真面目で、がんばりやで、責任感が強いのが特質で、こういう民族はほかにはいないといってもいいぐらいでしょう。

しかし、その真面目、がんばり過ぎが仇となります。真面目で責任感が強いので、何事も自分で背負い込み、手を抜けません。仕事は完璧を期します。何事も自分の責任に帰しますが、それが不満や不平、怒りなどのマイナスの感情を心にためこむことにもなります。これでは、心は苦しくなるばかりでしょう。

日本人は、このような生き方を半ば望んでしているように思えなくもないですし、そういう生き方を評価する傾向もあります。しかし、こういう生き方は、解糖系に傾き、自律神経のバランスは崩れ、顆粒球とリンパ球のバランスも崩れて、発癌へとまっしぐらです。

★ほどほどのすすめ

現代の日本のビジネス社会では完璧を求める傾向があります。たとえば、日本の物づくりは、外国と比べて、ていねい、完璧で、外国から評価されていますが、それも日本人が完璧を期すためでしょう。

仕事でいい加減なことをするのはよくないことには違いありません。けれど、ほどほどにするという観念を持つことも必要でしょう。

人生は長いですし、仕事は今日で終わるわけではありません。区切りはありますが、今日も明日も明後日も、ずっと続きます。

ほどほどにするということは、ある程度のところで諦めるということでもあるし、完璧、完全ではなくても満足するということでもあります。何事も、まあ、これぐらいでいいか、と考えるようにしましょう。

私は雑誌などの取材を受ける機会が多いのですが、記者やライターの人がまだ取材を続けたいと思っていても、ほどほどにして切り上げることがあります。相手が熱心にしつこく聞きたがる気持ちはわかりますが、こういうことはきりがありません。肝心要のことを一通り話すと、後は相手に任せます。

何事も、限られた時間、限られた条件の範囲で行えばよく、それ以上は無理をしないほうがよいのです。それは癌にならない秘訣ですし、健康を保ち、ほかの病気を予防する方法でもあります。

★感謝の気持ち、穏やか、寛容、笑いを心がけよう

がんばって生きていると、社会的な成功もすべて自分の努力や能力の賜物と考えがちです。なるほど、そのことは否定できないでしょう。しかし、自分一人の力だけではなく、周囲の人たちの援助もあったはずです。それを自分一人の力によるものと考えるのは傲慢であるし、勘違いも甚だしいでしょう。

また、成功したり出世したりと、社会で評価されると、人を見下したり、軽視したりする人もいます。

このような考え方をすることは、けっして体によいわけではありません。

人としての幸せは、人や物事に対して感謝の気持ちを持ち、他人に寛容であり、穏やかで、いつも微笑みや笑顔を忘れないことでしょう。悲観的ではなく、楽観的になることも大事です。

社会で仕事を持っていても、世間で人とつき合っても、嫌な人はいるし、嫌なことはあるものです。感謝、穏やか、寛容、笑顔といわれても、なかなかそうはいきにくいでしょう。

しかし、笑いが免疫細胞のナチュラルキラー細胞を活性化することは臨床的に証明されています。よき感情、よき心のありようが、癌を予防する秘訣のひとつなのです。

★息抜き、気分転換の方法を持っておこう

活動と休息のバランスをとるうえで大事なことは、オンとオフの切り替えです。それは、交感神経と副交感神経の切り替えでもあるし、解糖系とミトコンドリア系の切り替えでもあります。

仕事で過剰なストレスがかかると、仕事が終わって解放された後でも、気分は簡単には変わらないことがあるでしょう。その気分を変えるためには、仕事とは別に没頭できる趣味などを持つ必要があります。

日本人は外国人に比べて余暇の使い方が下手といわれます。気分転換が苦手で、男性の場合、お酒を飲むことしか気分転換やストレス解消の方法はないという人も少なくありません。

それに比べると、女性のほうが、気分転換やストレス解消にたけているようです。しかし、社会で男性に伍して働いている女性は、仕事が終わった後、男性と同じようにお酒を飲みに行く人もいるようです。気分転換、ストレス解消の効用があるのでしょう。

また女性の場合、主婦は家事や子育てのストレスや苦労があります。気分転換、ストレス解消の手段として、ママ会と称して、ママ友同士でランチを食べに行ったりすることがあるようです。

飲食は、気分転換やストレス解消のいちばん手っ取り早い方法です。しかし、特に飲酒は、ほどほどならよいですが、飲み過ぎると体を壊す原因にもなります。また、飲酒に精神的に頼り過ぎると、やがてはアルコール依存症になるおそれもあるでしょう。

望ましいのは、飲食以外に、没頭できる趣味を持つことです。

★健康な人は頭を使うことと運動を実践しよう

癌の予防・改善法は、健康な人と、すでに癌を発症した人では、実践できる事柄の範囲やレベルが違います。

健康な人には、癌予防のために、頭をよく使うことと、運動することをおすすめします。

脳神経と赤筋のミトコンドリアを活性化し、増やすことで、血流や代謝がよくなり、全身の癌予防に役立ちます。

頭を使うことでは、本を読んだり、勉強したり、仕事で頭を使ったりと、いろいろとあるでしょう。人と話をすることも、脳を使うことになります。運動は、ジョギングやウォーキングなど有酸素運動が適しています。

一方、すでに癌を発症した人の場合、もっと穏やかな方法のほうが適しています。運動は、歩くことがよいでしょう。

特によいのは、体を温めることと深呼吸です。

★積極的予防・改善法。体を冷やさない、温める

癌の積極的予防・改善法として、私がおすすめしていることのひとつは、「体を冷やさない」「体を温める」ということです。

癌は、低体温、低酸素、高血糖の解糖系の世界で発症します。ですから、癌の予防や改善は、体を温め、体温を上げることが重要です。

低体温かどうかを知る目安となるのは基礎体温です。基礎体温とは、基礎代謝が行われている安静状態のときの体温のことです。普通は朝、目を覚ました直後に舌下で計ります。基礎体温が36・5度前後が健康のバロメーターになりますが、夜更かしをしたり、二日酔いになったりすると、基礎体温が0・3度ほど下がります。

体を冷やす要因は、現代の生活にあふれています。夏、クーラーや扇風機にあたり過ぎることも、体を冷やし、体温を低下させます。冷たい物のとり過ぎも、体を内部から冷やします。

かつては、寒い冬は温かいものを摂取して体を温めるのが常識でしたが、暖房が行き届いているこんにちでは、冷たい生ビールを飲むのも普通になってきました。冷えを感じないのでしょうが、冷たい物をたくさん飲むと体が冷えます。

また、若い女性はファッションへの気配りから薄着をする傾向がありますが、夏のクーラーの効いた環境での薄着は体を冷やす要因となります。もちろん、冬の薄着も体を冷やす原因となります。

男女の別では、女性はミトコンドリア系に依存していますから、男性よりも体質的に冷えが苦手です。このことは、現象からわかるでしょう。特に冷えに気をつける必要があります。男性は、女性ほど冷えに弱くはありませんが、冷え過ぎがよくないのは変わりありません。

なお、調理場など、体が冷える環境で働いている人は、特に冷え対策が求められます。

使い捨てカイロなどで自衛策を講じたほうがよいですし、仕事が終わった後は、ゆっくり風呂に入って体を温めるようにしたいものです。

▽癌予防に適した入浴温度と時間

癌の治療に温熱療法（hyper thermia＝ハイパーサーミア）があります。世界のハイパーサーミア学会で行っているのは、局所療法で、かなり強烈です。本当は全身の、しかももっと穏やかな温熱療法でないといけません。

全身的でマイルドな温熱療法の条件は、だいたい直腸温度39度、30分ぐらいで、つらくなったらやめます。私たちがお風呂に入ってから、「もう上がりたい」と思うまでがこの条件です。もっと具体的には、40度から41度ぐらいの気持ちいい温度のお風呂に10分から30分つかっているぐらいです。

そして、睡眠を長めにとり、よく眠るようにしてください。

なお、体を温めると疲れますが、それはミトコンドリアが活性化し、酸素を欲求します。ミトコンドリアは酸素を得てエネルギーをつくりますが、循環がよくなります。そのため体は疲れるのです。

▽湯たんぽ

体を温める方法として私が入浴とともにすすめているのが湯たんぽです。湯たんぽを太ももに当てておくと、体は温まり、体温は上がります。そしてその結果、白血球の数が増えます。つまり、免疫力も上がります。

▽ラジウム温泉や岩盤浴の放射線ホルミシス効果

外から温めて体温を上げる方法として、日々の入浴のほか、サウナや岩盤浴、温泉などを活用するとよいでしょう。

ラジウム温泉にはラジウムが含まれますが、ラジウムは放射性物質であるウランやトリウムが変化したものです。微量ですが、放射線が出ているため、ラジウム温泉では、温泉の蒸気を吸い込むだけで微量放射線を全身に浴びることができます。

微量放射線が人体に与えるよい影響のことを、「ホルミシス（効果）」といい、体温を上げる効果や免疫力を向上させる効果があります。そして、ミトコンドリアを活性させます。岩盤浴もまた、ホルミシス効果が得られます。

癌の予防にラジウム温泉は役立ちますが、癌を発症し、しかもかなり進行している人の場合は、刺激が強いこともあるでしょう。利用したいときは、可否を慎重に判断したほうがよいと思います。

★有酸素運動

有酸素運動は、ミトコンドリアを活性化し、元気が出てくるし、癌の予防に役立ちます。誰もが安全に行える有酸素運動は歩くことです。すでに癌になった人は、再発や転移予防のために、歩くことを習慣にするとよいでしょう。

癌になっていない人の癌の予防のためには、もう少し強い運動もかまいません。

私は運動として、健康のために仕事の合間を見つけて次に挙げる体操をしています。

▽腕振り体操

立った状態で、両手を大きく前後に振る。

▽8の字体操

バンザイの状態で空中に8の字を描く。

▽屈伸運動

立った状態から、膝の屈伸をくり返す。

▽ゆさぶり運動

膝を屈伸させた状態で、体を左右にゆさぶる。

★体温を上げるための運動

体のバランスをとるためには、持続力を養う有酸素運動だけではなく、解糖系の無酸素運動を行って瞬発力をつけることも大事です。筋肉量が増え、代謝が活発になるため、結果として体温が高くなります。

そのために私は、空手の蹴りをやったり、バッティングセンターに行ってバットを振ったりしています。バーベルを上げるような本格的な筋トレではなくても、解糖系を働かせる運動も適度に行うようおすすめします。

★深呼吸

癌は、自律神経から考えると、自律神経のうちの交感神経が過度に緊張、興奮する生活が続き、自律神経のバランスが崩れ、それによって白血球の顆粒球とリンパ球のバランスが崩れることによって発症します。

自律神経は、私たちの意思とは無関係に血流や血圧、組織や臓器や器官の働きを支配しています。意思とは無関係なので、たとえば血圧を下げたいと思っても自分の意思で下げることはできません。

強いストレスにさらされると、自律神経のうちの交感神経が緊張し、血圧が上がり、脈が速くなります。それを抑えたいと思っても、自分で抑えることができないのです。

しかし、ひとつだけ、交感神経の緊張、興奮を鎮める方法があります。それが深呼吸です。

ミトコンドリアは酸素を使って細胞のエネルギーをつくります。このことからも、酸素を体内に十分とり込むことが必要です。

ストレスにさらされたり、悩みがあったりすると、呼吸が浅くなり、体内に取り入れられる酸素の量が減ります。そのことは前述したように、肺癌の原因のひとつにもなります。

仕事に追われ、ストレスを感じているときこそ、深呼吸することが大事です。深呼吸をすると、それだけで幾分、心が落ち着きます。

★腸が大事

最終的に癌細胞を攻撃するのは、一番古いタイプのリンパ球であるナチュラルキラー細胞や胸腺外分化T細胞です。ストレスの多い生活を続け、消化管の内部環境が悪化すると、これらのリンパ球が育ちません。

消化管の内部環境をよくするためには結局、食事が大切です。そのために適しているのは、食物繊維の豊富な野菜やキノコ、未精白の穀類などで、これらは古いタイプのリンパ球を育てます。

日本人は野菜と海藻好きですから、一般的には、腸にはリンパ球がいっぱいあります。野菜と海藻は癌の予防にいい食品です。

消化管の内部環境をよくするように努めれば、癌の進行は大体1～2ヵ月で止まります。最終的にリンパ球が働いて退縮まで行くには1年ぐらいかかります。あまり焦らずに、ゆっくり取り組めばいいのです。

★食事は玄米が主食の和食が基本

食事については、解糖系に傾き、がつがつと食べる習慣は、癌を発症する原因となります。また、肉食に傾いた食事も癌の要因となります。

それでは、小食にして、肉をやめ、完全な菜食にしたほうがよいのでしょうか。

小食にしたほうが、癌になりにくい傾向はあるようです。小食ということでは、1日に青汁1杯だけの食事を20年も続けている鍼灸師の森美智代さんという人がいます。ほかにも、何も食べないし、水も飲まないという人もいます。彼らは、食べ物以外からエネルギーをつくっているわけです。

しかし、普通の人は、無理をして小食にしなくてもよいと思います。ただし、がつがつと食べる解糖系に傾いた世界から脱出することは必要です。

食事の内容は、肉や脂っこいものをいっさい食べてはいけないというわけではありません。適度に摂取すればよいですが、基本は玄米菜食がよいでしょう。その基本を押さえてさえいれば、あまり杓子定規にぎちぎちに守らないほうがよいでしょう。自分で自分を窮屈にするのはよくありません。

★野菜でカリウム40を摂取しよう

放射性ヨードやセシウムなどの放射性物質は、人体に及ぼす害が問題視されますが、放射性物質は自然界にも存在します。野菜や果物に含まれるカリウム40もそのひとつです。

カリウム40は、質量数が40のカリウムのことで、放射性同位体のことです。

ミトコンドリアがATPをつくる際、クエン酸回路でピルビン酸や脂肪酸から水素を取り、この取った水素を電子伝達系でプロトンと電子に分けてエネルギーにします。さらに、電子エネルギーがATP合成酵素を働かせてATPができます。

カリウム40は、体内に取り入れられると、細胞内でミトコンドリアに当たることで微量な放射線を出し、自らは崩壊する性質を持っているので、栄養素から水素原子を引き離すことができます。

太陽に当たると、紫外線が水素原子に働きかけ、栄養素から水素原子を引き離します。ミトコンドリア系が活性化され、エネルギーの産生がうながされますが、太陽に当たると気持ちがよく、元気が出るのはそのためです。カリウム40は、それと同じことを体内で行うわけです。

野菜や果物を食べると、体内が清浄になったようなさわやかさや気持ちよさがもたらされますが、それはミトコンドリアが活性化し、体内で呼吸が促進されるからです。

なお、カリウム40は放射線を出して崩壊しますが、その後はカルシウムになります。ですから、野菜や果物からカリウム40を摂取すれば、カルシウム補給源として牛乳を飲まなくても、カルシウムは十分足りることになります。

カリウム
金属元素のひとつ。天然にはカリウム 39 のほかカリウム 40、カリウム 41 が存在し、カリウム 40 は放射性同位体である。天然には主に長石、雲母などの成分として分布し、海水中や動植物の細胞内液にイオンとして存在している。

健康と長生きのための予備知識　⑥

ミトコンドリアと発癌の関係

ミトコンドリア生命体は解糖系生命体に寄生して、その後、安定した共生関係が成立しました。

今から12億年くらい前のことです。真核生物の誕生です。

ミトコンドリアは解糖系で出たピルビン酸（酸素が少ないと乳酸）をエサにする目的で寄生したのでしょう。しかし、解糖系生命体は分裂が速いので自分自身が希釈されてしまうという困難がありました。

この困難を乗り越えたのが、分裂抑制遺伝子（今でいう癌抑制遺伝子）を持ち込むことでした。この名残は、今でも残っていて、私たちのからだのなかでミトコンドリアの多い細胞は分裂できないのです。ミトコンドリアの少ない細胞だけが元の分裂促進遺伝子（今でいう癌遺伝子）を働かせて分裂ができるのです。

このように、私たちの正常分裂細胞も癌細胞もその分裂機構は「真核細胞誕生の物語」とつながっているわけです。生命進化の理解なしには発癌のメカニズムにたどり着けないのです。

第5章　ミトコンドリアの声を聴きなさい

●性別とミトコンドリア

ミトコンドリアが私たちの人生や生き方にかかわっている

ミトコンドリアは私たちの人生、つまり、受精、誕生、成長、充実、老化、死という経過、変遷を形づくっています。また、そういう大きな流れに関してだけではなく、ミトコンドリアは、私たちの人生、生き方のさまざまな事柄や局面にかかわっており、健康の維持や体調不良、病気の発症に影響します。

たとえば、男性と女性では生物的な性が異なりますが、そこにもミトコンドリアが深くかかわっています。というより、ミトコンドリアが違いを決定しているといってよいでしょう。そもそも、ミトコンドリアは母性遺伝です。胎児が成長していく過程でも、ミトコンドリアが成長を決めています。女性は男性より冷えに弱いのですが、それもミトコンドリアのなせるわざです。

私たちは、とかく無理をしてまで、がんばって生きがちですが、人間として成長し、充実、成熟し、老化していく過程において、それぞれの時代におけるミトコンドリアの在り方に沿って生きることが大事です。その基本的な流れから外れると、健康を害し、病気を引き起こすことになります。

女性はミトコンドリアの温かい世界

男性と女性を比べると、男性は解糖系の世界で、一方、女性はミトコンドリア系の世界に生きています。ミトコンドリアは母系の器官です。成熟したひとつの卵子には、実に10万個ものミトコンドリアが存在するといわれています。ほかの組織や器官に比べてミトコンドリアが桁外れに多いのです。

他方、精子はミトコンドリアがほとんどありません。解糖系エネルギーを使って、くり返し分裂します。ひとつの精子に含まれるミトコンドリアはわずかに100個から200個程度です。

卵子は酸素が少ない胎生期に分裂をすませてしまうため、女性は生まれた段階で一生分の卵子を確保していきます。この卵子が体のなかで温められながら成熟していき、初潮を迎える15歳前後の時期までにミトコンドリアの数を10万個にまで増やしていくわけです。それ以降、女性には毎月1回、生理がきて、成熟した卵子を1個ずつ排卵していきます。

女性は思春期から結婚適齢期になるにつれ、女性ホルモンのエストロゲンが活発に分泌するようになります。そして、それに伴って自律神経は副交感神経が優位になっていきますが、これも女性に特有です。副交感神経は休息し、心がリラックスしているときに優位に働きますが、そういう状態が続くと、免疫の要であるリンパ球の数も増えていきます。つまり、女性ホルモンの分泌が、副交感神経優位をもたらし、さらに免疫力を向上させるのです。

女性らしい体がつくられ、完成するのもこの時期です。体型もふくよかになり、丸みを帯びて女性らしくなります。肌もみずみずしく、ツヤツヤしてきますが、そういった変化も女性ホルモンのなせるわざです。

女性ホルモンは40歳頃まで盛んに分泌され、体内は副交感神経優位の状態が続きます。そして生殖年齢を過ぎる頃から女性ホルモンの分泌は低下していき、やがて閉経を迎えます。

20代から40代にかけての副交感神経優位の生殖年齢の時期、交感神経が優位になるような生き方は、体にとって非常に負担がかかることなのです。そして、そのことはミトコンドリア系に影響します。

女性は今、30代、40代で膠原病になる人が増えていますがその要因は、やはり無理をした生き方や、悩み事を抱えて生きていることにあると思われます。

女性は体を冷やしてはいけない

社会で男性に伍して働いたり活動したりしている女性は、男性よりもはるかに大きなストレスを受けている場合が少なくありません。その原因は男性中心の社会にあるといわれます。男性と女性は感性や思考方法が違うので、男性中心社会で女性が生きると、人間関係などさまざま局面や事柄がストレスになるという一面はあるでしょう。

ストレスは低酸素・低体温を引き起こし、ミトコンドリアの働きが制限されます。基本的に女性はミトコンドリアの世界ですから、ミトコンドリアの働きが制限されると、男性よりも強くその影響を受けるのです。ですから、女性が男性中心のビジネス社会、会社社会に生きて、男性よりも大きなストレスを受ける本当の原因は、ミトコンドリアの活性低下にあるといえるでしょう。男性中心社会で受けるストレスは、低酸素・低体温を引き起こすきっかけです。

女性はミトコンドリア系の世界ですから、基本的な性質として、冷えの影響を受けやすく、冷えに弱いのです。冷えは、ストレスによる低酸素・低体温をさらに進めます。冷えは自律神経のバランスを崩す要因となるので、自律神経のバランスが崩れることによってもまた、冷えは促進されます。

ですから、女性の体は基本的なこととして、冷やさず、温めることが大事なのです。生き方としては、女性は妊娠・出産という、男性には絶対にできないことをなし遂げます。

女性はミトコンドリアの世界ですから、幸福はミトコンドリア系にふさわしい生き方によってもたらされます。もちろん、女性が社会進出することは否定できませんが、女性特有のミトコンドリアの世界をしっかりと自覚し、生き方にそれを反映させることが求められるでしょう。

男性の体は冷やすことも必要

一方、男性はというと、男性の体も基本的には温めることが必要です。が、部分的には冷やすことも大事なのです。

女性がミトコンドリアの世界であるのに対し、男性は解糖系の世界です。男性は精子を分裂させる必要があるので、解糖系の世界が必要なのです。

夏の暑い時期、会社のオフィスでは、クーラーの設定温度が問題になることがあります。一般的に、男性が涼しいと感じる温度を、女性は寒く感じます。その理由として、男性は外回りの仕事に就いており、一方、女性はオフィスでのデスクワークに従事しているという違いを挙げることがあります。

外回りの仕事で炎天下の暑さにさらされるので、オフィスに戻ったとき、終日オフィス内にいる女性とは体感温度が違います。だから、男性はクーラーが強く効いていても平気だといわれたりします。もちろん、終日オフィス内にいてクーラーの当たりっぱなしでは、そのこと自体が体にこたえ、体は冷えます。

そのような条件の違いもありますが、しかし根本の理由としては、解糖系の男性とミトコンドリア系の女性との基本的な違いによるところが大きいのです。

だから、男性は女性と違って、クーラーが効いた涼しい、ひんやりとした環境を求めるのでしょう。飲み物もまた、女性よりも男性のほうが冷たいものをより強く求める傾向があります。このこともまた、解糖系を求めての男性の本能といえなくもないでしょう。

ところで、日本の古くからの祭りや行事には、男性を冷えや寒さにさらすものが少なくありません。たとえば、新潟県十日町市の「むこ投げ」という行事は、お寺のお堂から雪のなかに婿を放り投げます。

蘇民祭は、岩手県を中心に日本各地に伝わる裸祭りです。冬の寒い時期の夜、下帯のみの男たちが水垢離をした後、お寺の境内を練り歩いたりします。以前は、全裸で行っていました。

２００８年に、岩手県の奥州市がこの祭りに先駆けて祭りのポスターをつくりました。上半身裸で胸毛の濃い男性が大きく写っているデザインでした。ところが、ＪＲ東日本が「女性客が不快感を覚え、セクシャルハラスメントに該当するおそれがある」としてこのポスターを問題視し、駅構内での掲示を拒否、それがニュースで大きく取り上げられました。

そのことを覚えている人もいるでしょう。そういったこともあり、今ではどこの蘇民祭も下帯を付けているようです。

裸祭りは蘇民祭以外にも、全国にいろいろあります。これら伝統行事の目的は五穀豊穣や無病息災の祈願などにありますが、医学的見地からみると、これから子づくりに励む男性への餞やエールの意味もあったでしょう。

また、気候が温暖な鹿児島では、冬の寒い時期、寒中水泳がよく行われますが、これも

健康と長生きのための予備知識　⑦

癌の自然治癒とは

ドイツの生化学者、オットー・ワールブルクが見出したように、癌細胞はミトコンドリアが少なく解糖系中心でエネルギーを得て増殖しています。このため、低体温と低酸素と高血糖の三つの条件がそろわないと分裂できないのです。発癌は忙し過ぎなどの持続するストレスによって、この三つの条件を得た時に起こっています。

このような理解があると、癌細胞の分裂を短期間のうちに止めることができるでしょう。まず、入浴や軽い体操によって体を温めることです。癌の自然退縮を成し遂げた人の共通点は、「仕事のように体を温め続けた」ことです。体を温めると自然に血中の酸素分圧は上昇します。自然に呼吸も速くなっているのです。

高血糖を避けるためには、少食です。仙人になったつもりで少食を楽しみましょう。このようにして、三つの条件を排除すると1カ月くらいで癌の増殖は止まり、あとはゆっくり退縮します。

解糖系を刺激し、男性の生殖機能を高めるという目的が一面としてあると解釈できます。

ほかに昔から、精力を強化する方法に金冷法がありますが、これは睾丸を冷やし、精子の分裂を増やそうというものです。

このように男性は、部分的に体を冷やすことも大事なのです。冬の寒い時期に、寒いからといって厚着をしたり、温かい環境に常に身を置いたりすると、精子の分裂は抑えられてしまいます。

●ミトコンドリアと日本人

ミトコンドリアが日本人の気質を形成した

西洋の白人と日本人を比べると、感情・情緒や気質、考え方、行動の仕方などさまざまな違いがあることがわかります。

その違いをもたらす根底的な要因として、エネルギー生成の仕方の違いが関係しています。白人は日本人よりもミトコンドリアが少ない民族です。白人と対比すると、日本人はミトコンドリア系民族といえます。

寒冷地の白人は狩猟民族で、日本人は農耕民族ですが、狩猟は解糖系の世界です。獲物を狙ったら、敏捷に行動し、素早く仕留めなければなりません。そこでは瞬発力が勝負で、瞬時の決断力も求められます。迷ったり、あるいは、のろのろ、もたもたと行動したりしていては、獲物であるはずの動物に逆に襲われるおそれも十分にあったでしょう。

一方、農耕民族は、穀類や野菜などを育てますが、それには根気強さが求められます。日本人は真面目で根気強いといわれますが、そういうメンタリティーの形成には農耕にたずさわってきたことが影響しているでしょう。農耕は狩猟よりも労働という性質が強く、瞬発力の解糖系の世界に生きてきた白人は農耕のような純粋な労働は苦役と考えます。一方、日本人のようなミトコンドリア系民族は、労働を神聖なものと考えます。

そのため、体温もかなり違います。日本人は平均が36・5度です。それに対し、白人は平均が37・2度で、体脂肪により体内に熱がこもる性質があります。

このほか、白人が日本人よりも背が高いのは、彼らが歴史的に子どもの頃から狩りをしてきたことが影響しています。解糖系の世界は瞬発力を発揮するので、それによって骨などの分裂が刺激され、身長が伸びます。日本人は南方系の農耕民族としての歴史が長いため、その逆で解糖系があまり刺激されない生活を続けてきたため、一般的に白人よりも背が低いのです。

前述しましたが、日本人は真面目で根気強いという特性がありますが、それはミトコンドリア系の世界を反映しています。また、情も深いのですが、それもミトコンドリア系民族を表しているでしょう。

現代はどの国もグローバルスタンダードが求められますが、グローバルスタンダードに照らすと日本人は異質だといわれます。しかし、それは日本人の美徳でもあります。そして、それはミトコンドリアを介して健康にもかかわっています。日本人は世界一長命ですが、これもミトコンドリア系民族ゆえともいってよいでしょう。

日本人は日本人らしくということも忘れないで、大事にして生きていただきたいものです。

●ミトコンドリアに従って生きる

ミトコンドリアに逆らうと健康を害し、病気になる

私たちの体は、解糖系とミトコンドリア系のエネルギーに従って生きることによって、

健康を維持・増進し、病気が予防できます。基本的なこととして、そのような仕組みにつくられているのです。

2章で、私たちの一生は、成長期から成熟期、そして高齢期へと、エネルギー生成の仕方を「解糖系」→「解糖系とミトコンドリアの調和」→「ミトコンドリア系」へとシフトさせていくと述べました。この大きな流れに沿って人は誰もが生きていきます。

受精した胎生期の初期はミトコンドリアが活発に働き、その後に解糖系優位になります。この受精期を始まりと考えると、私たちの一生はミトコンドリアに始まり、ミトコンドリアに終わるといえます。

それはともかく、各年代によるエネルギー生成の仕方に反した生き方をすると、私たちは健康を害し、体調を崩し、病気を発症することにもなるのです。

それでは、具体的に例を挙げて説明しましょう。

なまはげは、子どもの解糖系世界を刺激するため

秋田のなまはげを知らない人は少ないでしょう。秋田県男鹿半島の各地で12月31日、大晦日の夜に行われる伝統行事です。大きな包丁を下げた、なまはげと呼ばれる鬼が家々を

訪れ、「悪い子はいねがー」「泣ぐ子はいねがー」といいながら家々をまわり、怠け者をこらしめます。大声で子どもを脅し、脅された子どもは泣きわめきますが、家の主人は正装して迎え、酒食などのもてなしをします。

なまはげは、怠惰や不和などの悪事をいさめ、災いを祓いにやってくる使者ですが、医学的見地に立つと、根底には解糖系の世界の子どもたちを活発に活動させる目的があると考えられます。

子どもは解糖系の世界ですから、活発に活動して、瞬発力を発揮しなければなりません。解糖系を発達させて成長していくのですから、「動き、活発に活動しないといけない」と、なまはげが叱咤激励するのです。

子どもが家のなかに閉じこもり、携帯のゲームばかりしていては、解糖系は刺激されないので肥満になります。太っていると動くのが億劫になりますが、それによってますます解糖系が縮小し、肥満が加速します。閉じこもっていると、うつ病になることもあります。

子どもは子どもらしく生きなければなりません。それは、寒い冬でも外で活発に活動することです。そうすれば、たくさん食べても食べたものはすぐにエネルギーに転換されるので、肥満になることもありません。

なお、日本には各地に泣き相撲があります。これは、1歳前後の幼児に泣き声を土俵上で競わせる風習・神事です。幼児の成長を祈る目的で行われますが、医学的には幼児を刺激し、解糖系の働きを活発にして成長を促すためと解釈できます。

「調和」から「ミトコンドリア系」へのシフトには個人差がある

20代から60歳までは、解糖系とミトコンドリア系の調和の時代です。人によって違いますが、40歳頃から解糖系は縮小しはじめ、50歳頃には相当縮小してきます。そして、60歳頃には解糖系はほぼ消失し、ミトコンドリア系が中心の世界に移っていきます。

ミトコンドリア系の世界は、瞬発力ではなく、持続力の世界です。そこでは瞬発力は低下しますが、持続力は低下せず、むしろ増していきます。人間的に穏やかになりますが、何事も根気よく落ち着いて持続してできます。仕事も、テンションを高めて解糖系のエネルギーを全開にして取り組むことも減り、物事にじっくりと立ち向かうようになります。それがミトコンドリアの世界に生きているということです。

また、食事についても、50代からはミトコンドリアの世界にかなり傾いてくるので、肉や脂っこいものをあまり欲しがらなくなります。食べる量も、40代の頃よりは減ってきます。

大半の人が、「解糖系とミトコンドリア系の調和」から「ミトコンドリア系」へと、意識せずに自然にシフトしていきます。それは本能的といってもよいぐらいです。

しかし、「解糖系とミトコンドリア系の調和」から「ミトコンドリア系」へのシフトには個人差があるので、ミトコンドリア系に完全に移行する年代、年齢も人によって異なります。

50歳のときはおろか、60歳になっても、解糖系を使って瞬発力に頼った生き方をする人がいますが、それはスムーズに「ミトコンドリア系」に移行することができないということです。そして、そのことが、健康の維持や元気、病気の発症などに関係してくるのです。

体の声を聴けないからメタボになる

40代、50代ではメタボリック症候群になる人がいます。通称メタボは、過食や運動不足によって太り、脂質の代謝が異常になった状態です。高血圧、脂質異常症、高血糖を伴い、この状態が進むと、本格的な糖尿病になったり、心筋梗塞や脳卒中などの重大な病気の発症につながったりします。

メタボの発症も、エネルギー生成の仕方が関係しています。年代によるエネルギー生成の変化に従って生き方を変えていけば、メタボになるわけがありません。

年を重ねるにつれて次第に解糖系が縮小してくるので、40代はまだしも、50代になると食べ物の好みも変わってくるし、食べる量も減ります。栄養学や食事療法に従って、意識的に変えるのではなくても、自然にそうなるものです。そうして、成熟期を乗り越え、高齢期のミトコンドリアの時代へと円滑に移行していきます。

それは自然の（体の）声を聴き、それに従っていると言ってよいでしょう。多くの人は、自然の声に従い、食事の好みや食べる量も変わってくるものです。それまでは肉や天ぷらが好きだったのが、蕎麦や大豆製品を好むように変わっていったりするものです。

しかし、なかには変わらない人もいて、そういう人がメタボになるわけです。

なぜ、自然の声を聴けないのでしょうか。その原因は、働き過ぎによる忙しさやストレス、悩みなどです。多大なストレスと過酷な生活が、自然の声を聴けないように遮断しているのです。

そして、それらストレスを、食べることによって解消しようとします。食べると、自律神経のうちの副交感神経が優位になるので、一時的にストレスから解放され、ほっとし、心が楽になります。しかし、自然の声が聴けないので、限界がわかりません。そのため、食べ過ぎになってしまいます。

50歳では、解糖系が縮小しているのに、食べ過ぎて糖を大量に摂取するから、メタボになってしまうのです。炭水化物や肉が好きで、お酒が好きな人の場合、飲み過ぎになり、そのこともメタボを促進する一因となります。人間は成長期を過ぎると、糖質を自然に減らしていくのが本当です。

肉や脂ものを好んで食べる習慣は、食べて満足は得られるでしょう。しかし、そういった生活を続けると、体は息切れがするし、しんどくなります。そしてミトコンドリアが限界に近づくと、心筋梗塞などを引き起こすことになってしまいます。

突然死は心臓のミトコンドリアがやられた結果

50代は働き盛りですが、そのもっとも充実した年代に心臓を壊す人がたくさんいます。狭心症や心筋梗塞を発症して、バイパス手術を受けるケースがたくさんあります。

これらはみな、解糖系が縮小しはじめている年代に、働き過ぎて解糖系を酷使しすぎた結果なのです。2章で述べましたが、ミトコンドリアは、酸素が少なくて急にミトコンドリアが働けなくなったときも、ミトコンドリアを働かせ過ぎても、細胞の自死といわれるアポトーシスを起こします。

個々人で違いますが、50代になると、瞬発力や集中力、体力や記憶力などの低下を自覚する人もいます。ところが一方、若い頃と同じように体力に自信を持って、若い頃と同じように物事に集中し、力を抜かないでがんばる人もいます。自信を持っているからでしょう。

そういう人とは別に、体力の低下を感じ、「このまま若い頃と同じような仕事の仕方を続けていると、いつまでもつかわからない。きっと大きな病気を発症するだろう」と、不安を抱えながらがんばり続ける人もいるようです。

そして多くの場合、がんばり続けなければならない要因として、家族を養わなければならないという事情があります。50代は、子どもの教育費がいちばんかかるときです。

人は生きていくためには収入を得なければならず、そのことから逃れることはできません。働き過ぎることの動機は収入を得るためだけではないでしょうが、50代の働き過ぎは体に危険をもたらします。ミトコンドリアが悲鳴を上げ、自死し、生命も失うことになりかねません。

●ミトコンドリアと食事

食べ過ぎの解糖系の世界から出られない人は糖質制限食を

糖尿病の食事療法として、糖質の摂取を制限する方法が人気になっています。糖質をとると、動脈硬化が進み、心筋梗塞の発症につながるという報告もあります。

糖質制限は糖の摂取を制限するわけですから、血糖値を下げる効果がすぐれているのは当然と言えるでしょう。

糖質制限食は、とにかく食欲が抑えられないという人に適しています。そのことは、糖質制限食の効用を説き、すすめている医師に、過去に極度の肥満で糖尿病だった医師が何人かいることからもわかります。自身が実践し、血糖値が劇的に下がった体験から、最高の治療法だと信じているのでしょう。極度の肥満は、解糖系の縮小を見誤った結果です。

それはともかく、確かに、糖質の摂取を制限すると、血糖値が見事に下がってきます。脂肪とたんぱく質をエネルギー源とするのですから、たくさん食べても血糖値は上がりません。ですから、食欲がどうしても抑えられない人は、糖質制限を実践するとよいでしょう。

極度の肥満の人は糖質のとり方に無理があります。精白した米やパンなどの小麦製品を好むし、しかも、それらをたくさん食べます。それを一度思いきってリセットするために糖質制限が役立ちます。薬を使用しても、ほかに何かを実践しても、血糖値がコントロールできない人や、インスリン療法を行っても血糖値があまり下がらない人も実践するとよいと思います。

糖尿病には、生活習慣病としての2型のほかに、ウイルス感染をきっかけに発症する1型があります。このタイプは、糖を分解するインスリンを分泌する膵臓の細胞が破壊されるので、インスリン注射が欠かせないとされています。

1型糖尿病のある子どもさんのケースですが、インスリン注射を行っても血糖値がコントロールできないが、どうすればよいだろうかと、親御さんから相談されました。そこで糖質制限食を実践するようにすすめたところ、わずか2週間で見事に血糖値が正常になったのです。糖質を制限しても、必要最小限の糖は、脂肪やたんぱく質から転換する能力は子どもでも大人でも備わっています。

ミトコンドリアが働けば、何を食べてもかまわない

日本に和食、中国に中華料理、地中海沿岸は地中海料理があるように、民族や国にはそれぞれ特有の食事があります。各国の料理を調べると、健康によい食品や料理に共通点があると考えるでしょう。栄養学の分野では、その考え方に立って研究がなされてきましたが、共通点はありません。

どうしてなのでしょうか。

その謎はミトコンドリアにあります。解糖系はエネルギー源として糖しか利用できませんが、ミトコンドリア系は効率よく代謝できて、脂肪でもたんぱく質でも糖に転換でき、脂質をたんぱく質に転換することもできます。

ここまで述べると、もうおわかりでしょう。

ミトコンドリアには、そういう働きがあります。だから、ミトコンドリアが働いていれば、栄養のバランスを考慮する必要はありません。何を食べても栄養は足りるのです。ただし、体のなかが温かいことが条件です。冷たい世界ではミトコンドリアの働きは抑えられるからです。

ミトコンドリアにはそういう特有の能力があるので、糖質制限食にしても、糖が体から

枯渇することはありません。最低限の糖はミトコンドリアが脂肪やたんぱく質から転換してつくられるからです。

したがって、ミトコンドリアが活性化し、働いてさえいれば、偏った食事をしても健康を維持できます。食事内容のバランスが悪くても大丈夫なのです。

また、たんぱく質については、子どもは体をつくるためにたんぱく質が必要で、たんぱく質の要求度が高く、だから肉を食べたがります。

ミトコンドリアはたんぱく質を合成しますが、成長が早いので、体内での合成が追いつきません。そのため、食べ物からたんぱく質を摂取する必要があるのです。

ところが、大人は、すでに体ができているし、たんぱく質は体内で合成できるので、食品からたんぱく質を摂取する必要はありません。

このことを知らないから、高齢者も1日に動物性たんぱくを80ｇとらなければならないなどと言うのです。

●高齢期とミトコンドリア

寝たきり、認知症もミトコンドリアの不活発で起こる

人口の高齢化が急速に進んでいる日本では、認知症や寝たきりが社会問題化してきました。

認知症になれば、やがて寝たきりになるし、寝たきりは脳の老化が進みます。足腰などの運動器が弱ると、それも寝たきりにつながっていきます。すなわち、年をとっても認知症にならないためには、脳と運動器が健康であることが求められます。

そのふたつに深くかかわっているのが、ミトコンドリアです。60歳以降はミトコンドリア系の世界で生きるわけですが、そのミトコンドリアがいちばん多く存在する赤筋と脳神経が使えないし、働けない状態に陥っているのが寝たきり老人、認知症老人なのです。つまり、認知症も寝たきりもミトコンドリア障害です。

赤筋と脳神経はミトコンドリアが多いところで、このふたつは認知症や

認知症
脳の認知機能が低下した状態。高齢者の認知症は2012年の時点で推計で約462万人。厚生労働省の推計では、2025年には700万人を超える。65歳以上の高齢者のうち、5人に1人が認知症に罹患する計算となる。

寝たきりにならないうえでいちばん大事なところです。ミトコンドリアが多いことが、その重要性を表しているともいえるでしょう。認知症や寝たきりを予防するには脳神経と赤筋のミトコンドリアを活性化するとよいのです。

高齢の人が元気に生き続けるには、ミトコンドリアをいつまで活性化し続けられるかにかかっています。運動もしないし、頭も使わないでは、赤筋、脳神経ともにミトコンドリアを活性化することはできません。ミトコンドリアは、刺激があると増え、刺激がないと減るという性質があるからです。

ミトコンドリアの活性度や数は固定的ではありません。高齢期が「ミトコンドリア系」中心の世界だからといって、自動的にミトコンドリアが働くわけではないのです。脳神経や赤筋のミトコンドリアを活性化している人は、高齢になってもパワフルに活動しています。

脳神経のミトコンドリアを活性化し、増やしている代表は、作家の佐藤愛子さんや、曽野綾子さんなどでしょう。こうした方々は、実年齢に比べて若々しいし、現役として活発に活動し、活躍されています。

佐藤愛子さんは91歳になった２０１４年に新たに大作を出版しました。曽野綾子さんは、社会の問題に関して積極的に発言を続けています。

一方、運動をすることで若々しさを保っている人の代表は、スキーの三浦雄一郎さんでしょう。2013年5月、80歳のときに、3回目のエベレスト登頂という偉業をなし遂げました。普段もすたすた歩き、82歳とは思えないほどの若々しさでした。（編集者註：2015年時点の年齢）三浦さんは、重しをつけた靴を履いたりして体を鍛え、筋肉（赤筋）のミトコンドリアを増やしています。

健康で元気な高齢期を実現するために、この方たちの生き方はお手本になるでしょう。

高齢になっても解糖系が働いている人は肉や脂っぽいものを好む

60代はおろか、70代からさらに80代になっても、肉や脂っぽいものを好む人がいます。90代になってもステーキを定期的に食べるという人も、希でしょうが、いるようです。

こういう人は、ミトコンドリア系にシフトする高齢期に入っても、ミトコンドリア系にシフトせず（シフトできず）、解糖系がまだ働いています。

解糖系を刺激し過ぎると病気を発症するリスクが高いのですが、ところがこういう人は80代になっても元気に活動しています。

60歳、70歳を過ぎても解糖系をひきずって、肉や脂ものを好んで食べる習慣がある人は、食べて満足は得られるでしょう。けれど、そういった生活を続けると、息切れがするし、しんどくなります。そして、ミトコンドリアが限界に近づくと、癌や心筋梗塞、脳梗塞などを発症するリスクをはらんでいます。

実は私も10年前まで、カレーはカツカレーでないと満たされませんでした。

ちなみに、その以前の50代に、それよりも若いときと同じように、食事は肉や脂っぽいものばかり食べ、メタボになって、さらに本格的な糖尿病や心筋梗塞、脳梗塞を発症する人もいます。こういう人たちは、解糖系酷使の害が早く現れたわけです。

健康と長生きのための予備知識　⑧

体を冷やす食べ物、温める食べ物

夏はスイカ、トマト、ナス、ところ天など、日本人が昔から好んで食べてきた暑さしのぎの食べ物があります。冬はサケやタラやアンコウを冬野菜とともに鍋物にして、温まります。

現代の日本社会では冷蔵庫の普及や食料の遠隔輸送によって、いつでも何でも口にできるようになっています。このため、上に述べた工夫が失われつつあります。

健康に自信がある人は現状の食生活でもよいでしょうが、病気の人や体調不良のある人は、古くからの日本人の食の知恵を取り入れて生きるべきでしょう。天日干しした太陽の恵み食品も利用しましょう。からだを温め骨を丈夫にします。干し魚、干しシイタケ、切り干し大根、キクラゲなどいろいろあります。

ワサビ、カラシ、ショウガ、七味唐辛子、サンショウなどの日本特有な薬味も奥が深いものです。ミトコンドリアの活性化作用がありそうです。

第6章　こうすればミトコンドリアを活性化できる

●解糖系とミトコンドリア系のバランス

解糖系とミトコンドリア系のバランスをとる

私たちの体は、嫌気性解糖系生命体と好気性ミトコンドリア系生命体が合体したことで始まっています。ふたつのまったく異質な生命体が合体したのです。両者にはそれぞれ次のような性質があります。

（解糖系）
・分裂　・酸素が嫌いで、苦手
・低温が好き　・不死

（ミトコンドリア系）
・分裂を抑制　・酸素が大好き
・高温が好き　・老化と死

このように両者は正反対の性質ですから、両者のバランスをとることが必要になりました。

ミトコンドリアは、刺激されることによって活性化し、数が増えます。刺激がないと活性は低下するし、数は増えません。なんらかの原因によって、活性が抑えられることもあります。

一方、解糖系は、その働きが抑えられるということはないし、いろいろな要因によって活性化し、働きが高まります。しかし、働かせ過ぎると、酷使することにもなりかねません。

解糖系とミトコンドリア系においては、とかく、ミトコンドリア系ばかりに注目する傾向があります。また、ミトコンドリア系は重要な働きをしている主役で、解糖系は脇役に過ぎないという論調もあります。しかし、そういうとらえ方は間違っています。

私たちは、解糖系とミトコンドリア系のバランスをとりながら生きているのです。もしバランスがとれない状態が続くと、健康を害し、病気になります。一方、両者のバランスがうまくとれていれば、健康で元気な人生を送り、寿命をまっとうすることができます。

ミトコンドリアのエネルギーをつくるには食事以外の要素も必要

私たちの体は、食べ物に含まれる栄養を腸で消化し、それを血液を通じて全身の細胞に運ぶことで活動のエネルギーがつくられます。解糖系もミトコンドリア系も、エネルギーをつくるために栄養素は必要です。

しかも、解糖系は食べ物から得る栄養があればよいのですが、ミトコンドリアにとってはそれがすべてではありません。ミトコンドリアのエネルギーがつくられるためには、ほかのいくつかの要素も必要です。

太陽の光を浴びると、ミトコンドリアが活性化

太陽はミトコンドリアを活性化します。太陽光線には紫外線が含まれますが、太陽の光を浴びると、ミトコンドリアが刺激され、ミトコンドリアエネルギーがフル回転します。太陽の光を浴びると、体がポカポカと暖まり、気持ちがよくなりますが、それはミトコンドリアが活性化するためです。

なぜ、太陽の光はミトコンドリアを活性化するのでしょうか。

活動エネルギーを生み出すには、電子伝達系という回路で、1個の陽子と1個の電子で

成り立っている安定した分子構造の水素を栄養素から引き離し、ミトコンドリアの膜の内側と外側に電位差をつくらなければなりません。実は、この水素分子を引き離す仕事を電磁波＝太陽光線が行っているのです。

そう考えれば、栄養素を口から吸収するだけでは十分なエネルギーが生み出せない理由が見えてくるでしょう。

現在の日本では、日光を浴びることは皮膚癌の原因になると、日光を気にし、日光を避ける風潮が強くなってきました。しかし、4章でも触れましたが、太陽光の紫外線が原因で皮膚癌になるおそれがあるのは、アメリカ（合衆国の南部や、中南米）やオーストラリアの白人の場合です。

日光が乏しい西欧での歴史が長い白人たちは、メラニン色素をつくる力が弱いのです。太陽が強いアメリカ大陸やオーストラリアに移住すると、強い紫外線にさらされますが、メラニン色素をつくる能力が高まるわけではありません。そのため、皮膚は苦しみ、皮膚癌を発症することにつながるのです。

日本人は、日常的に太陽光によく当たっても、皮膚癌になるリスクは非

メラニン色素
動物の皮膚や毛、目の結膜などに存在する黒色の色素。皮膚では過剰な光の吸収に役立ち、紫外線を遮る働きをし、直射日光にさらされると生成量が増える。メラニン色素がなければ、少し紫外線を浴びただけで、水ぶくれや炎症を起こすことになる。

常に低いのです。農業や漁業をはじめ屋外の仕事に従事している人たちは、年中太陽に当たりますが、そういう人たちに皮膚癌が発症するという報告はありません。

太陽光を恐れて、太陽に当たるのを過剰に避ける生活は、ミトコンドリアパワーを抑制することになります。だから、ミトコンドリアエネルギーのことを考えると、積極的に太陽光線を浴びたほうがよいのです。

女性は美容の面から、紫外線を気にし、紫外線対策を講じます。その気持ちはわかるし、対策するのを否定しませんが、太陽光とミトコンドリアの関係を理解しておいて生活してほしいと思います。

ただし、太陽光線に過剰に当たると、体が温められ過ぎ、熱で細胞が損傷し、その結果、アポトーシス（細胞の自殺）が引き起こされるリスクもあります。

真夏に強烈な太陽光線に当たり過ぎで日射病や熱中症に見舞われるのは、過剰な熱エネルギーにミトコンドリアが「もうこれ以上の熱はいりません」と悲鳴を上げている状態です。温め過ぎをやめなければ、やがて細胞はアポトーシスを起こし、最悪の場合、突然死の世界に入っていくのです。特に真夏の炎天下、戸外でマラソンやジョギングをするのは避けたほうが賢明です。

●解糖系とミトコンドリア系を活性化する運動法

有酸素運動がミトコンドリアを活性化する

解糖系は糖質だけを栄養にして、エネルギーをつくります。一方、ミトコンドリア系は糖質からはピルビン酸を、脂質からはケトン体をそれぞれつくり出して、エネルギーとして利用します。

ジョギングやウォーキング、エアロビクスなどの有酸素運動が健康によいといわれるのは、脂質を燃焼させるからです。それは細胞内のミトコンドリアが活性化され、通常よりももっと多くのエネルギーを細胞内に取り込むことによって、それが代謝の促進につながっていきます。

有酸素運動の代表的なものに、マラソンやジョギング、ウォーキングなどがあります。20歳から60歳までの「解糖系とミトコンドリア系の調和」の世界では、ジョギングもよいでしょうし、ウォーキングも適しています。しかし、60歳以上になると、ウォーキングがよいでしょう。心臓血管に負担がかかり過ぎないので安全です。

なお、糖尿病に歩くことがよいといわれるのは、歩くことでミトコンドリア系が活性化し、代謝が促進されるためです。

ただぼんやり歩いても、ミトコンドリア系も解糖系も活性化しない

忙中閑ありといいますが、多忙の中にぽっかりと時間があいたとき、何も考えず、頭と心を空っぽにして、ぼんやり、ぶらぶら歩くのは気持ちがよいものです。心が洗われるような感じになることもあるでしょう。リフレッシュできます。

こういう場合に限らず、ぶらぶら歩きにはぶらぶら歩きのよさがあります。しかし、ミトコンドリアエネルギーから考えると、いつもぶらぶら歩きでは感心できません。解糖系が刺激されないのは当然ですし、ミトコンドリア系も活性化されないからです。

脳の血流も増加しないし、細胞に酸素もあまり取り込まれません。ぶらぶら、のろのろ歩きでは、赤筋が鍛えられないので、赤筋のミトコンドリアも活性化しないのです。全身の循環を促進する効果もあまり得られないと思われます。

高齢の人が毎日、ぼんやり、のろのろ歩くのは、それは認知症老人の徘徊につながるでしょう。

健康と長生きのための予備知識　⑨

糖尿病にインスリン治療は効果的？

糖尿病を経口糖尿病薬やインスリン治療で解決しようとしても無理があります。それは、生き方の問題と病気の発症が密接につながっているからです。やせた糖尿病患者もいます。食べ過ぎよりも、忙しさや心の悩みなどの交感神経刺激によって血糖が上がっています。交感神経が刺激されるとアドレナリンやノルアドレナリンが分泌されますが、これらに激しい血糖上昇作用があるからです。生き方の見直しが大切です。

食べ過ぎで太って糖尿病になっている人も、原因があります。食べることでストレスを解消するパターンから糖尿病が発症しています。このような人に食事制限をすすめるとさらなるストレスになっておそいかかります。ストレスを解消してガツガツ食べなくても済む生活をとり戻しましょう。糖質制限は効果的です。他の物は食べられるからです。

いずれにしても、必要最小限の糖質は脂肪やたんぱく質から転換できる能力があることを知っておきましょう。逆に、糖から脂肪やたんぱく質の転換の能力も持っています。

いつも速歩にしなくてもかまいませんが、普通程度のスピードで歩くことは必要です。そして、脳神経のミトコンドリアを活性化するためには、計算をしながら歩くとよいでしょう。足し算、引き算、割り算、かけ算でもかまいません。いちばんよいのは逆算です。逆算は、加法に対する減法などのことです。1、2、3と数を重ねるのが加算で、3、2、1と数を減らしていくのが減算です。

たとえば、自分の生まれた年にさかのぼって減算を行う方法があります。1955年生まれの人なら、今は2015年ですから、2015年、2014年、2013年と遡っていきます。できれば500年、1000年と逆算するとよいでしょう。

試してみるとわかりますが、加算は無意識にスラスラと数えられますが、減算は考えないと次の数字が浮かんでこないことがあります。だから、脳神経のミトコンドリアが刺激され、ミトコンドリアが活性化するのです。

無酸素運動で解糖系を鍛えることも必要

ミトコンドリアを活性化し、増やすことからも、健康によい運動は有酸素運動であるといえます。それでは無酸素運動は不要かというと、そうではありません。20〜60代は「解糖系とミトコンドリア系の調和」の世界ですから、解糖系を刺激し発達させる無酸素運動も、ミトコンドリア系を刺激する有酸素運動も、どちらも行うとよいといえます。

60歳以降はミトコンドリア系の世界ですが、理論的にはそれは解糖系の世界が必要でない世界ということです。ただし、解糖系の瞬発力がまったく不要かというと、そうではありません。その以前の「解糖系とミトコンドリア系の調和」の年代に比べると、さほど必要ではないということなのです。

たとえば、横断歩道を渡るとき。青信号の時間は限られており、その点灯時間内に渡らなければなりません。もたもたしていたり、急ぐあまりに転倒したりすると危険です。さっさと渡るためには、解糖系の瞬発力が求められます。瞬発力は、駅など人混みのなかでも必要なことがあります。ですから、解糖系の白筋を鍛え、解糖系を刺激し、発達させることも適度に必要です。

とはいえ、本格的な筋トレは必要ありません。たとえば、片足立ちやつま先立ちも有効です。片足立ちは、一方の足で立ち、1分程度その状態を保ちます。つま先立ちは、かかとを上げて、つま先で立った状態を1分ほど保ちます。これらの運動を習慣にして行うだけで、解糖系の白筋を刺激、働かせ、瞬発力の維持・強化に役立ちます。筋肉は80歳を過ぎても鍛えられます。

このほか、加圧トレーニングも解糖系を活性化します。加圧トレーニングは、腕と太ももの付け根を締めて、血流を適度に制限します、これによって、解糖系無酸素の筋トレと同じような状態になり、成長ホルモンが分泌され、筋肉（白筋）が鍛えられ、強化されます。

高齢の人が加圧筋トレを行う場合、長い時間ではなく、15分ぐらいならよいと思います。もちろん、適切な指導者の指導のもとに行ってください。また、筋トレを行うと乳酸がたまるので、それを解消するためには、加圧筋トレを行った後に有酸素運動を行ったほうがよいとすすめられています。

インターバルウォークは、解糖系、ミトコンドリア系の両方を活性化

健康法として歩きは、ゆったり歩きよりも速歩のほうが、高血圧や脂質異常症、高血糖などを改善する効果が高いといわれます。

有酸素運動は、酸素を取り込んで行うので、ミトコンドリアを活性化します。有酸素運動の代表的なものに歩くことがあります。

ジョギングも有酸素運動で、ミトコンドリアを活性化しますが、全力で走ると解糖系も刺激します。

しかし、ミトコンドリアを活性化するためには、速歩よりも少しゆったりめの歩きのほうが適しています。のろのろではありませんが、速歩よりは、ゆったりと歩くという程度です。

ですから、目的に応じて、以上の方法を使い分けるとよいでしょう。40代までの働き盛りの人にすすめたいのは、インターバルウォークです。これはインターバル速歩ともいわれます。さっさと速く歩くのと、ゆったり歩きを数分ごとに繰り返します。さっさと速く歩くときは解糖系が刺激され、ゆったり歩くときはミトコンドリア系が刺激されます。ダイエット効果も普通の歩きよりも高いといわれます。

解糖系とミトコンドリア系の両方が刺激されるので、解糖系とミトコンドリア系が調和の世代の20代、30代、40代の人に最適の運動法といえるでしょう。

●脳を刺激してミトコンドリアを増やす

頭を使うと脳神経のミトコンドリアが活性化

脳神経のミトコンドリアを増やす方法のひとつは、当たり前ともいえますが、頭を使うことです。何歳になっても仕事を持ち、頭を使っていると、ミトコンドリアは刺激され続けるので脳は活性化します。

その具体的な方法に読書があります。読書は、あまり考える必要がなく、スラスラと読める本よりも、少し理解するのが難しい本や、その本のテーマについて考えさせられるような本を読むほうが効果的です。

趣味として何かを行ったり、何かの分野の研究を行ったりするのも、自然に頭を刺激し、頭を鍛えます。陶芸などの創作も、脳を刺激するし、文を書いたり、スピーチをするのも、脳神経のミトコンドリアを刺激します。

最近はインターネットの普及によって、パソコンやiPad、スマートフォンなどから簡単にインターネットの情報が得られます。ネットサーフィンという言葉がありますが、日常的に次々にいろいろな検索サイトを開き、情報を閲覧する人もたくさんいるようです。

しかし、ただ情報をチェックし、情報を得るだけでは、脳神経のミトコンドリアは刺激されません。こういうことばかりを行っていては、ミトコンドリアの活性を抑えるばかりです。

会話とコミュニケーションが脳のミトコンドリアを増やす

退職した男性が、70歳ぐらいで認知症になることがありますが、原因として、家のなかに閉じこもり、頭も体も使わないことが関係しています。

これまで会社一筋で生きてきて、人間関係も仕事関係の人ばかりという生き方をしてきた人が退職すると、仕事はもちろん、人間関係も失うことになります。もちろん、在職当時につき合いがあった人たちと、退職後もつき合いが続くこともあるでしょう。しかし、在籍当時のような刺激的な人間関係は望むべくもないでしょう。

仕事関係の人たちだけと付き合ってきた人は、それ以外の親しい仲間や知人はいないものです。そのため、退職後に新しい仲間をつくりたいと思っても簡単にはできません。会社員として人並みに出世した人は、部長や課長だったというプライドがあるから、そのことも新しい人間関係をつくる障害になるようです。

それに比べると、女性は女性同士の仲間をつくるのが得意です。そして、気が合う仲間同士でおしゃべりに興じますが、おしゃべりコミュニケーションが、脳細胞のミトコンドリアを刺激、活性化するのです。

かつて、きんさん、ぎんさんという百歳長寿の双子姉妹がマスコミに登場し、国民的アイドルのような人気を博しました。２人は数え年百歳を迎えた１９９１年に、愛知県知事、名古屋市長の２人から長寿の祝いを受け、それが新聞に紹介されたのがきっかけで、その後は、テレビＣＭに出演するなど活動を続けました。

実は表彰を受けたころ、２人とも認知症傾向があったといわれています。それがマスコミやいろいろな人の訪問を受けるし、周囲の人たちも以前よりも親しく接するようになりました。コミュニケーションは増え、刺激がある生活に変わったのです。すると、頭もしっかりしてきて、認知症の傾向はすっかり消えたのです。

きんさん、ぎんさんが、マスコミの人の質問などにしっかりと答えていたのを覚えている人も少なくないでしょう。その後も２人とも認知症傾向が現れることもなく、元気に過ごし、きんさんは満１０７歳、ぎんさんは満１０８歳まで生きました。

特に読書や創作などが好きではない人は、脳神経のミトコンドリアを刺激するための方法として、おしゃべりコミュニケーションをおすすめします。

●腹8分目と早寝がミトコンドリアを活性化する

食事は腹8分目に

ミトコンドリアの活性化は、太陽光に当たること、運動をすること、頭を使うことが重要で、食事は二の次です。

しかし、解糖系がかなり縮小してくる50歳以後も暴飲暴食をしていると、解糖系は刺激され続け、相対的にミトコンドリア系の働きは抑えられます。だから、小食のほうがよいし、食べ過ぎないことが大事で、食べ過ぎると免疫力も低下します。

小食のほうがよいですが、とはいえ、一般的には極端な小食にしなくてもよいと思います。腹7分目といいたいところですが、腹8分目でよいでしょう。私たちの体には消化器が備わっていますが、なぜ存在しているかというと、食べて、消化し、エネルギーや栄養をつくるためでしょう。このように考えると、極端に小食や不食は合わないと思われます。

前述しましたが、食事は偏食でもかまいません。偏食をしても、摂取した食事から体は必要な栄養素に変換し、つくり出します。お酒からも必要な栄養素をつくり出します。

ただし、体が温かいことが条件です。温かいのはミトコンドリア系の世界です。食べ過ぎなければ体は解糖系に傾くことはありません。

牛などの深部体温39度の草食動物は、草を食べて筋肉をつくります。オーストラリアの牛は、自由に動いて運動し、草を食べますが、それでもって筋肉もりもりになります。

4章で取り上げましたが、野菜に含まれるビタミンやミネラルはミトコンドリアに必要な栄養です。キノコもミトコンドリアが含まれている食品です。

野菜や果物には微量放射線のカリウム40が含まれています。これを摂取すると、放射線というエネルギーが体内に取り入れられ、ミトコンドリアのエネルギー工場が活性化します。栄養素としてではなく、放射線エネルギーとして、ミトコンドリアの活性化に役立つのです。

ミトコンドリアが働いていれば、何を食べても体に必要な栄養素はつくられますが、それはともかく、一般的には玄米菜食のような和食がよいでしょう。

夜更かしをやめ、早寝を心がけよう

2章で、夜更かしするとミトコンドリアが悲鳴を上げていると述べました。

夜更かしをすると、自律神経のうちの交感神経が緊張し、自律神経のバランスが崩れ、血管が収縮し、脳に送られる血液量が減ります。こういう生活は、低酸素・低体温をもたらし、脳細胞のミトコンドリアの活性を低下させ、その数も減少させます。

また、夜更かしをして、深夜になっても横にならないと、その分、体は重力を受けます。

2本足で直立する私たちは、4本足の動物よりも、はるかに多く重力がかかります。重力のストレスも、低体温をもたらします。

ミトコンドリアを活性化するためには、1日の仕事や活動が終わった後は、ごろんと体を横たえ、そして早寝をしましょう。

健康と長生きのための予備知識　⑩

塩分の摂取と高血圧について

現代の日本人、特に、お年寄りは塩分を控えたり、血圧を測るのに熱心です。高齢者の8割が降圧剤を服用していると聞いたことがあります。最後にこの問題を考えてみましょう。

昭和20～30年代の日本では、男の仕事も女の仕事もほとんど肉体労働の世界でした。御飯をおかわりし、しょっぱい物をたくさん摂らないと生活が成り立ちませんでした。食生活の失敗で塩分摂取量が多かったわけではありません。必要あってのことです。

この頃の高血圧症の基準値は180㎜Hg以上でした。それでも高血圧になり、脳卒中も多かったのです。

しかし、現代は生活が豊かになり、御飯は1杯で十分、しょっぱい物もあまりいらないという時代になりました。時代がこのような変化をもたらしたのです。塩分は悪者ではありません。元気の元です。控え過ぎると活力を失います。

血圧も低い方がよいと思うのは行き過ぎです。特に、年齢プラス90くらいの血圧は活力のために必要です。降圧剤はミトコンドリアの敵なのです。

第7章　エネルギー生成系で知る病気の成り立ち

能力を超えた生き方をすると病気になる

4、5年前から医師不足が論じられるようになりましたが、医師不足の本当の原因は、日本人が病気になり過ぎることです。

現代医学では、往々にして病気の原因は遺伝子の異常にあると考えられています。先天的異常による病気の一部は確かにその通りですが、大人が日常的に罹る病気のほとんどは、能力を超えた生き方をした時に罹ると考えるべきです。働き盛りの人が毎日深夜まで残業して寝不足が続いたり、職場の人間関係がこじれて辛い目に遭い続けたりした時、人は体を壊し病気になります。

私たちの体には2種類の自律神経があります。交感神経と副交感神経です。日中は交感神経が働き、脈を増やし、血圧や血糖を上げて活動します。しかし、夕方になり疲れてくると、副交感神経が働き脈を少なくし、血圧や血糖を下げて休息や睡眠を取ります。私たちは、こういうバランスで生きています。

ところが、忙しくて睡眠時間を削る生活や、悩み続ける生き方をしていると、1日中、交感神経が刺激され続けることになります。そうすると、その人の脈は常に速く打ち興奮状態が続き、不眠になったり追い立てられているような不安な心境になったりします。

今の時代、病院で睡眠薬や抗不安剤を処方してもらう人や、50代で病に倒れたり半身不随になったりする人が多いです。能力の限界を超えた過労からくる交感神経の緊張が原因です。交感神経の緊張は血圧と血糖値を上げ、心臓や血管に負担をかけます。短期間であれば大丈夫ですが、1年2年と続くと負担が大きくなり、狭心症や不整脈になります。日本人は真面目で責任感の強いがんばり屋が多いので、これらの症状が出てもがんばり続け、ついに心筋梗塞、くも膜下出血、脳卒中を起こすのです。

交感神経を緊張させる原因

忙しさ、悩みに次いで、交感神経を緊張させる原因は怒りです。忙しさや悩みでは、血圧の上昇は180㎜Hg前後止まりで大したことはありませんが、怒り狂う時、その人の血圧は220～230㎜Hgにまで上がります。怒り癖のある人は早死にします。

次に挙がる原因は寒さです。昔、青森や秋田は脳卒中が非常に多い県でした。今は冬の寒さで体を壊す人はほとんどいませんが、若い女性など夏の冷房で体を壊します。

その次は、目の疲れです。現在、30代や40代で大病をしている女性が多いのです。昔の女性は薄暗い照明の下で針仕事をして体を壊したものですが、今はパソコンです。仕事を持ち帰り真夜中まで仕事をする危険を承知しなければなりません。

最後に、薬の大量摂取です。薬は化学合成された毒物であり肝臓で解毒する必要がありますが、その際、大量のエネルギーを消費します。薬の大量摂取によって脈が増え興奮し、不眠や高血圧が起き、更に睡眠薬や血圧の薬が必要になるという悪循環が起きています。

副交感神経の側に原因がある場合

病気の7割は交感神経の過度の緊張で発症していますが、残りの3割は副交感神経の問題が原因で発症しています。日本が豊かになるにつれ、副交感神経の原因がもとで病気になる人が増えてきました。

副交感神経は休息や睡眠、食事中や食後のリラックスをつかさどります。私たちの能力は、子どもでも大人でもお年寄りでも体を動かして筋肉を鍛え、骨格を丈夫にすることで維持されています。ところが今の日本では、飽食と運動不足の人が増えています。副交感神経に偏った生き方をしていると、ひ弱で姿勢が悪く疲れやすくなるのです。交感神経がつかさどる集中力も長続きしません。

病気の謎が見えてきました。私たちは無理をし過ぎても楽をし過ぎても病気になるのです。交感神経と副交感神経のどちらにも偏り過ぎない生活が大事です。

白血球の働き～顆粒球とリンパ球

病気を避ける上で自律神経に次いで大切なのが白血球です。白血球は血液1マイクロリットル（100万分の1リットル）中に約5000個含まれ、体内に侵入した細菌やウイルスを排除しています。

白血球の約60％は顆粒球で、細菌を処理し化膿性の炎症を起こして治癒させます。残りの40％弱はリンパ球で、さまざまな食べ物と一緒に入ってくる異種タンパク、ウイルス、リケッチアなど小さな異物を抗体で凝集させて無毒化する免疫系です。自律神経も2本立てですが、白血球も2本立てで体を守っています。

自律神経のバランスがいい人は顆粒球とリンパ球の比がだいたい60対40ですが、1996年に、私はそれが自律神経の支配を受けて調節されていることに気がつきました。顆粒球はアドレナリン受容体を持ち、興奮した時に交感神経末端から出るノルアドレナリンと副腎から出るアドレナリンによって、数が増えていました。一方、リンパ球はアセチルコリン受容体を持ち、リラックスした生き方をして副交感神経が刺激されると、数が増えていました。

2種類の自律神経と、2種類の白血球の関係

野生動物が顆粒球を増やすのは、交感神経を緊張させて活発に活動しているときです。手足が傷つき細菌が侵入しやすいので、それに備えるためです。一方、リンパ球を増やし副交感神経を働かせるのは、リラックスできる食事のときです。

人体にはリンパ節、胸腺、脾臓などリンパ球の循環や産出を行う器官が備わっています。これら免疫器官は、進化の過程で軟骨魚類あたりから出現し始めています。もっと原初な生物においてリンパ球はどこにあったかというと、消化管の周りです。消化管の機能全般はリラックス時に働く副交感神経が支配しています。リンパも消化管と一緒に働くために副交感神経の支配を受けるようになりました。

本来ならこのようにバランスが取れている両者の関係ですが、私たちがあまりに忙しく悩みを抱える生活を送ったり、あるいは逆に美食と運動不足の偏った生活を送ったりすると、顆粒球やリンパ球のどちらかが過剰になり、病気が引き起こされます。

ストレスが多過ぎる生き方だと…

顆粒球は骨髄でつくられ、血液中を流れ、常在細菌が棲み着いている消化管の粘膜で一生を終えます。しかし、ストレスフルな生き方をする人や怒り癖のある人は顆粒球が過剰につくられ、口から肛門までの消化管の粘膜に運ばれ、そこに棲み着く常在細菌と反応し炎症を起こし始めます。その結果、働き盛りで歯周病になり入れ歯になる人、逆流性食道炎、糜爛《びらん》性胃炎、胃潰瘍、クローン病、痔などを患う人が非常に多いのです。顆粒球は膿をつくる細胞なので、症状が悪化したとき痔瘻《じろう》や歯槽膿漏（歯周病）になる人もいます。限度を超えて仕事やストレスを抱えるのは非常に危険です。

潰瘍性大腸炎は、今の医療現場では原因不明の難病に指定されていますが、15歳から17歳にかけて発症の大きなピークがあります。ちょうど高校や大学の受験期です。今の子どもたちは兄弟も少なく大事にされ、ひもじい思いをすることもありません。穏やかに生きてきた子どもたちが初めて試練に直面するとき、強いストレスを感じ病気になるのです。潰瘍性大腸炎は辛いストレスにさらされた結果、顆粒球がつくられ過ぎ、大腸の粘膜を壊す病気なので、「高望みはやめて受かりそうな高校を受けたら」とアドバイスすると治ります。

常在細菌の少ない器官も顆粒球の標的になります。激しい夫婦喧嘩のストレスで内耳が攻撃され、奥さんが突発性難聴になり聴力障害が残った例があります。また、三半規管が攻撃されたときに起こるのがメニエール病です。眩暈や吐き気といった症状が続きます。これらは「原因不明」ではなく全て原因があるのです。

穏やか過ぎる生き方だと…

リンパ球は小さな異物に反応する細胞です。穏やか過ぎる生き方を続けると、リンパ球が過剰に作られ、ハウスダストなどに対するアレルギーや過敏症で苦しむようになります。寒さや紫外線などもアレルギーの原因です。30年程前からアトピー性皮膚炎、気管支喘息《ぜんそく》、紫外線アレルギー、寒冷アレルギー、化学物質過敏症、電磁波過敏症などさまざまな過敏症に苦しむ日本人が増えました。たった30年で日本人の遺伝子が変わるわけがありません。私たちの生活習慣や食事習慣が変わり、副交感神経が支配する局面になりやすくなったのです。線維筋痛症は原因不明とされていますが、リンパ球過剰による過敏症です。リンパ球は白血球の40%弱ですが、45%を超すと、過敏症が出てきます。50%を超すと、確実に過敏の世界で苦しみます。

さまざまな組織破壊の病気や過敏症は、このように原因不明ではなく、生き方の問題と繋がっているのですが、医者は通常、対症療法に終始します。アトピーならステロイド軟膏を処方し、喘息ならステロイドの吸入をします。しかしそれでは根本的な解決になりません。

ふたつの生き物の合体である私たち

私は10年以上、自律神経と白血球の関係を研究し、病気の謎を解いてきましたが、２００９年から今日のテーマである「エネルギー生成」を考え始めました。

私たちはひとつの生き物のように見えますが、実は20億年程前に、「原核細胞生命体」に「ミトコンドリア生命体」が寄生してできた「真核細胞生命体」を元にしています。ふたつの生き物が合体したものが出発点で、その名残は今でも残っています。

20億年前の地球には酸素がほとんどありませんでした。生命体はミトコンドリアを持たない「原核細胞生命体」として、今の細菌と同じように無酸素で分裂を繰り返して生きていました。これが我々の古い先祖です。

エネルギー生成には無酸素系と有酸素系がありますが、この「原核細胞生命体」は無酸素で行える解糖系のエネルギー生成を行いました。すなわち、炭素六つのグルコースを炭素三つの乳酸に分解する過程で、炭素の結合エネルギーを取り出していました。

さて同じ頃、太陽の光を使って光合成する細菌が生まれ、大気中に酸素を徐々に放出しました。今の地球の大気は21％が酸素で、残りのほとんどは窒素ですが、20億年前、約2％の酸素が大気に存在し始めました。その結果、解糖系で生きていた古い生命体は、酸素による酸化の害で生きづらくなっていきました。

このような折、有害な酸素を使って効率よく大量のエネルギーをつくる「ミトコンドリア生命体」が進化の過程で生まれてきました。ミトコンドリアは、我々の古い先祖である「原核細胞生命体＝解糖系生命体」の残した乳酸を求めて寄生を繰り返しました。しかし、安定した寄生関係はなかなかできなかった。何故なら我々の古い先祖の分裂があまりに早くて、ミトコンドリア生命体が寄生しても希釈されてしまったからです。

約12億年前、ミトコンドリア生命体が「分裂抑制遺伝子」を持ち込み、我々の古い先祖の分裂を遅くしました。それにより、ようやく安定した寄生関係が完成しました。両者は合体し「真核細胞生命体」となりました。我々の古い先祖は、ミトコンドリアという巨大なエネルギー生成工場を獲得したことによって、さまざまな能力を飛躍的に伸ばし、単細胞生物から多細胞生物へ、すなわち、カビ・キノコ・酵母などの真菌類、植物、動物へと進化を遂げていきました。

一方、ミトコンドリアを取り込まなかったために進化が起こらず、原核細胞のままの生命体もあります。大腸菌や乳酸菌は相変わらず単細胞の原核細胞のまま、栄養があればひたすら分裂し続け、栄養が枯渇すれば分裂をストップさせて生きています。

ミトコンドリアの多い細胞、少ない細胞

私たちの体内にはミトコンドリアの多い細胞と少ない細胞があります。ミトコンドリアは分裂抑制遺伝子を持ち込んだため、ミトコンドリアの多い細胞はあまり分裂せず、少ない細胞は活発に分裂しています。

ミトコンドリアが圧倒的に多いのは心筋細胞、骨格筋の赤筋、脳神経です。これらの箇所では、細胞分裂は約3歳までに終わり、以後ほとんど起きません。ではなぜ賢くなるかというと、樹状突起で細胞と細胞の連絡を密にして、ネットワークを複雑にするからです。

一方、ミトコンドリアが一番少ないのは精子です。皮膚細胞、腸上皮も少ないです。これらは活発に細胞分裂を繰り返しています。

ミトコンドリアの多寡は、細胞の分裂頻度を決定するだけではなく、筋肉の場合、瞬発力に強い白筋であるか、持続力に秀でた赤筋であるかをも決定します。ポルフィリンという有機分子が鉄を取り込んだものをヘム鉄といいます。ヘム鉄がグロビンというたんぱく質と結合すると、ヘモグロビンになります。酸素はヘモグロビン中の鉄と結合し、血液によって全身に運ばれます。ミトコンドリアは酸素を受け取り貯蔵するために、シトクロム・ミオグロビンなどのたんぱく質を持っています。これらのたんぱく質は赤いため、ミトコンドリアの多い筋肉は赤く見えます。一方、ミトコンドリアの少ない皮膚や精子や白筋は白く見えます。鶏皮はミトコンドリアが少なく分裂しているので、白く見えます。ところが砂肝はいつも動いていて休むことがないので、真っ赤です。マグロのような回遊魚は、休まず動き回るために赤筋が発達し、赤身です。一方、ヒラメやタイは、普段は波間に漂うか砂に潜っていて餌が近くに来たときに瞬発力を発揮するため、白筋が発達し白身です。

解糖系とミトコンドリア系の分布は、人間の場合、1対1ですが、生物によっては著しく偏っています。

ふたつのエネルギー生成過程

解糖系は、白筋にて無酸素でぶどう糖をピルビン酸か乳酸に分解する過程で、炭素の結合エネルギーを取り出しています。反応が単純で、ミトコンドリア系の100倍の速さでエネルギー生成を行います。生成されたエネルギーは分裂と瞬発力に使われますが、持久力がなく疲れやすいです。

解糖系に最も適した温度は32～33度です。男性の精子は冷やすために怪しげな場所にあるでしょう。昔から若者を裸にして冷やす祭が日本各地にあるのは、子孫繁栄を願ってのことです。また、100メートル走のような無酸素運動では、瞬発力とスピードを出すために呼吸を止め酸素を遮断し血液を止めて体温を下げます。

一方、ミトコンドリア系は、赤筋などにて有酸素のエネルギー生成を行います。食事で摂った糖質や体脂肪を体内で燃焼・分解し、クエン酸回路に取り込みます。解糖系で残った乳酸やピルビン酸も、クエン酸回路に取り込みます。こうしてまず水素を取り出します。

食物から摂取したカリウムの中に、中性子のひとつ多いカリウム（40K）があり、微量の放射線を出しています。ミトコンドリアはこの電磁波と紫外線を使って、取り出した水素をプロトン（水素イオン）と電子に分け、電子伝達系にて膜電位エネルギーを作ります。

普通の細胞の膜電位はマイナス75ミリボルトで、これが脱分極すると細胞が興奮しますが、ミトコンドリアの場合は膜電位がマイナス150ミリボルトで、2倍のエネルギーを持っています。ミトコンドリアはこの膜電位を脱分極させて、ぶどう糖1分子から36個のATP（アデノシン三リン酸）を作ります。解糖系ではぶどう糖1分子から2個のATPしかできないので、それと比較すると18倍のエネルギー効率です。ただしエネルギー生成に時間がかかるため、瞬発力はなく持続力に向いています。ミトコンドリア系は、37度以上の高温で働きます。心筋はドキドキしたときや一生懸命走ったときに約40度になり、赤筋は42度まで上昇します。

人は一生の中でエネルギー系をシフトさせていく

私はある時、人は一生かけてこれらふたつのエネルギー生成系をシフトさせていくことに気がつきました。

子ども時代は解糖系が優位ですが、大人になるにつれ、1対1に調和していきます。60代から70代のお年寄りになると、解糖系が縮小しミトコンドリア系が拡大し、最期を迎えるのです。このシフトを考えた時、子ども、大人、お年寄りの特徴が全部見えてきました。

子どもは解糖系なので、瞬発力できびきび遊びますが、乳酸が溜まりやすくすぐ疲れます。エネルギー効率が悪いので、10時や3時のおやつも含めて沢山食べる必要があります。成長とはまさに全身で活発に細胞分裂が起こっていることです。こういう子ども特有の性質は大体18歳から20歳で終わり、成長が止まります。

大人になると、活発な細胞分裂は皮膚、腸上皮、骨髄、男性の精子などでしか起きなくなります。エネルギー効率の良いミトコンドリア系が増えてくるので、3食で足りるようになります。両者がちょうど1対1で調和するので、瞬発力にも持続力にも富む年代です。

お年寄りになるにつれ、解糖系が縮小するので分裂が少なくなります。お年寄りの皮膚はしばらく分裂していないような皮膚です。瞬発力も衰えるので突発的な事故に対応できなくなります。しかし、ミトコンドリア系が主体となるので持続力は残ります。お年寄りは根気の要る仕事が得意です。最も特徴的なのは、ミトコンドリア系のエネルギー効率の良さを反映して、小食になることです。江戸時代からお年寄りの養生訓が腹8分目だったのは、解糖系からミトコンドリア系へのシフトを体験的に実感していたからでしょう。

過酷な生き方をすると、無酸素の癌細胞が目覚める

ミトコンドリアが最も少ないのが癌細胞です。ですからある意味で、癌細胞は20億年前に無酸素で生きていた私たちの古い先祖と言えます。

今の医学界では、「紫外線、食品添加物、放射線、大気汚染などの発癌物質が原因となって遺伝子が突然変異を起こし、癌を引き起こす」と考えられています。しかし私はそうではないと考えています。私たちは心配事が続いたり忙しすぎて寝不足が続いたりすると、低体温や低酸素になります。ストレスの多い過酷な状況下では、20億年前の無酸素の細胞をもう1回つくり出さないと適応できません。ですから癌は、発癌物質による遺伝子の突然変異で起こるのではなく、「過酷な生き方に適応するために20億年前の細胞に先祖返りした現象である」、と謎が解けました。

生殖とは、2種類の細胞の合体の再現である

細胞を蛍光色素で染色すると、ミトコンドリアの数を数えることができます。1細胞あたりのミトコンドリア数は、赤筋や心筋で約5000個、卵子で約10万個ですが、精子には約100個しかありません。

20億年前、私たちは無酸素で生きる原核細胞と有酸素で生きるミトコンドリアの合体でできました。私たちは、少しずつ放出される活性酸素で酸素焼けして老化して死にます。しかし、皆が老化して死んだら子孫を残せません。そこで男性は、ミトコンドリアの殆どない精子、すなわち解糖系生命体をつくり、女性はミトコンドリアだらけの成熟卵子をつくります。そうすることで、「20億年前の解糖系とミトコンドリア系の合体をやり直すのが生殖だ」、と気がつきました。

癌が発生しやすい場所、しにくい場所

私たちの古い先祖である解糖系生命体は、分裂促進遺伝子、すなわち癌遺伝子を持ち、分裂を繰り返していましたが、ミトコンドリア生命体と合体した際、分裂抑制遺伝子が持ち込まれました。そのため心臓や赤筋などミトコンドリアが多い場所に癌は発生しません。

癌ができやすいのは、ミトコンドリアが少ない分裂細胞、すなわち皮膚、腸上皮、そこに付随した分泌腺細胞です。これらの場所でも、ストレスが少なく酸素をたっぷり取り込んでいる間はミトコンドリアが分裂を抑制しています。しかしストレスの多い生活を続けると、ミトコンドリアが正常に機能しなくなり、低酸素・低体温・高血糖への適応として、

解糖系生命体＝癌細胞が目覚めます。

ミトコンドリアが正常に機能しないと、癌が発生する

パンをつくる際、パン酵母に多く含まれるミトコンドリアに大いに働いてもらう必要があります。生地を充分こねてたっぷり酸素を含ませた後、しばらく温かい所で寝かせます。こうしてミトコンドリアの機能を活性化すると、生成された水素が酸素と結びついて水になります。同時に発生した炭酸ガスによってパン生地はふっくらと膨らみます。

一方、酒やビールを造る時は逆です。清酒酵母やビール酵母のミトコンドリアを不活性化するために、清酒では寒仕込みにし、ビールやワインでは密閉して酸素が入らないようにします。そうするとミトコンドリアの持ち込んだ分裂抑制遺伝子も働かなくなるので、分裂が促進されアルコール発酵が進みます。

私たちが過酷な生き方をして低酸素・低体温・高血糖が続くと、ミトコンドリアが不活性化し、ミトコンドリアが持ち込んだ分裂抑制遺伝子も働かなくなり、ミトコンドリアの少ない場所から癌細胞が生まれます。

癌を治すには

今の医学では、癌のメカニズムは解明されていないので抗癌剤など対症療法の治療しかなく、日本人だけで年間35万人が癌で亡くなっています。（編集者註：２０２０年度では約37万人）しかし私の得た結論では、ミトコンドリアが正常に機能しないストレスフルな生き方が癌の原因なのだから、ミトコンドリアが正常に機能する状態にすれば癌細胞は増えないはずです。解糖系の癌細胞は温かさと酸素に弱いので、私は入浴と湯たんぽと深呼吸をすすめています。

また、最終的に癌細胞を攻撃するのは、一番古いタイプのリンパ球であるナチュラルキラー細胞や胸腺外分化T細胞です。ストレスの多い生活を続け消化管の内部環境が悪化すると、これらのリンパ球が育ちません。結局、食事が大切なのです。食物繊維の豊富な野菜や海草やキノコ、未精白の穀物で、古いリンパ球を育てます。そうすれば、癌の進行は大体1、２カ月で止まります。最終的にリンパ球が働いて退縮まで行くには1年ぐらいかかります。あまり焦らずに、ゆっくり取り組めばいいのです。癌細胞は20億年前の先祖ですから、あまり悪いものと考えず、「お懐かしゅうございます」くらいの感覚で付き合えばいいと思います。

「學士會会報」（No.891　２０１１―Ⅵ　p68‐77）より

本章は、平成23年５月20日に開かれた午餐会における安保徹先生の講演の要旨となります。前章までの内容のまとめとして本書に掲載する次第です。

あとがき

「ミトコンドリア」という名前、この言葉から、何かを連想するのは難しいのではないでしょうか。しかし、今回の学びで「ミトコンドリア」の基本が身に付いたと思います。

他の本との違いは、「解糖系」との2本柱で「ミトコンドリア」をとらえたところです。私たちのエネルギー生成系の全体像が理解できたでしょう。

最先端の学問も、分析だけでは全体像が見えてきません。分析とともに演えきの作業が必要です。この作業によって日常生活に潜む多くの謎が解けたように思います。病気、運動、生殖、人生、気質などを理解するためのキーワードとしてエネルギー生成系があったのです。

病気から逃れ健康を維持し、さらに自分理解と人間理解のお役に立つことができれば幸いです。

平成二十七年五月記す

重要な参考文献

1. T.Abo, M.Watanabe, C.Tomiyama, Y.Kanda.
   On/off switching of capillary vessel flow controls mitochondrial and glycolysis pathways for energy production. (Medical Hypotheses, 83: 99-100, 2014.)
2. T.Abo.
   Sequential shift of energy production pathways at the fetal stage and during lifetime.
   (Medical Hypotheses. 80: 813-815, 2013.)
3. T.Abo, M.Watanabe, H.Matsumoto, C.Tomiyama, T.Taniguchi.
   Metabolic conditions, hypothermia, and hypoxia induced by continuous stress are more often associated with cartinogenesis than known cartinogens.
   (Medical Hypotheses Research. 7: 53-56,2011.)
4. M.Watanabe, K.Miyajima, I.Matsui, C.Tomiyama-Miyaji, E.Kainuma, M.Inoue, Y,Kuwano, T.Abo.
   Internal environment in cancer patiens and proposal that carcinogenesis is adaptive response of glycolysis to overcome adverse internal conditions.
   (Health,2: 781-788, 2010.)

【著者】

安保　徹（あぼ　とおる）
昭和22年10月生まれ。東北大学医学部卒。新潟大学名誉教授、1980年アラバマ州立大学留学中に「ヒトNK細胞抗原CD57に対するモノクローナル抗体」を製作。1989年胸腺外分化T細胞を発見。1996年白血球が自律神経の支配下にあるというメカニズムを世界で初めて解明。200本以上の英文論文を発表し、国際的に名高い免疫学者として活躍。主な著書に「免疫革命」（講談社インターナショナル）、「薬をやめれば病気は治る」（マキノ出版）、「安保徹の免疫学講義」（三和書籍）など多数のベストセラー本がある。

免疫力はミトコンドリアであげる
－人はなぜ病気になるのか－

2021年9月16日　第1版第1刷発行
2024年8月 8日　第1版第2刷発行

著　者　安　保　　徹
©2021 Toru Abo
発行者　高　橋　　考
発行所　三　和　書　籍
〒112-0013 東京都文京区音羽2-2-2
TEL 03-5395-4630　FAX 03-5395-4632
info@sanwa-co.com
https://www.sanwa-co.com

印刷・製本／中央精版印刷株式会社

乱丁、落丁本はお取り替えいたします。価格はカバーに表示してあります。

ISBN 978-4-86251-441-7

三和書籍の好評図書

Sanwa co.,Ltd.

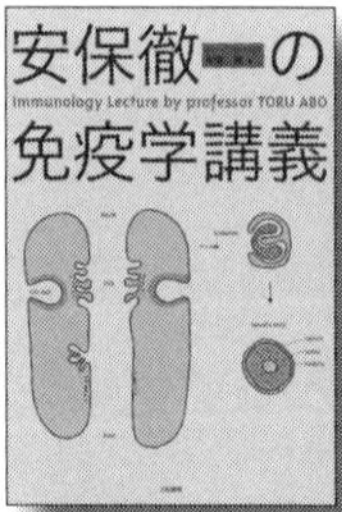

安保徹の免疫学講義

安保徹 著　　B5 判　並製
定価：本体 6,500 円＋税

●世界的に有名な免疫研究者である安保徹教授による、免疫の全てを体系的に網羅した講義テキスト。免疫について学ぶ学生はもちろんのこと、病気で悩める全ての人にとっての必読書である。

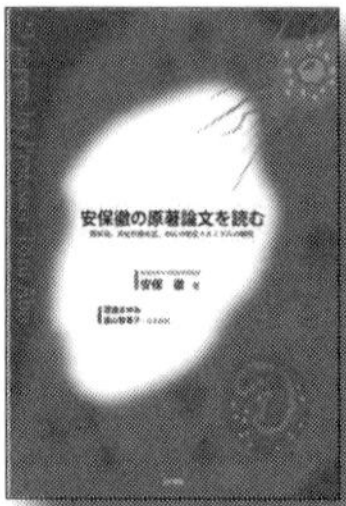

安保徹の原著論文を読む

安保徹 著　　B5 判　並製
定価：本体 6,500 円＋税

●ストレスによる交感神経支配下の顆粒球増多現象がわかると、炎症性腸疾患のメカニズムも解明できる…次々と明らかになる炎症メカニズム。安保免疫学の根底を支える代表的論文 23 本を収録。

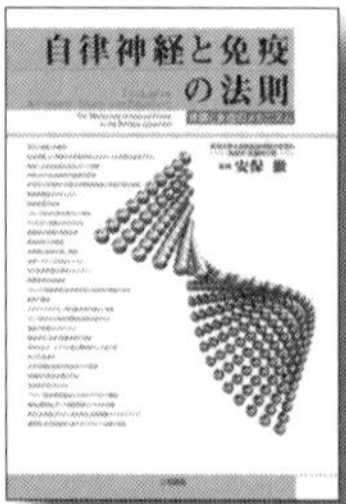

自律神経と免疫の法則

体調と免疫のメカニズム

安保徹 著　　B5 判　並製
定価：本体 6,500 円＋税

●自律神経と免疫に焦点をあて、多くのデータから、病気の成り立ちと治癒反応を明らかにする。「気圧と疾患」、「白血球膜上に発現する自律神経レセプターと白血球の生体リズム」等、30 章に解説。

三和書籍の好評図書

Sanwa co.,Ltd.

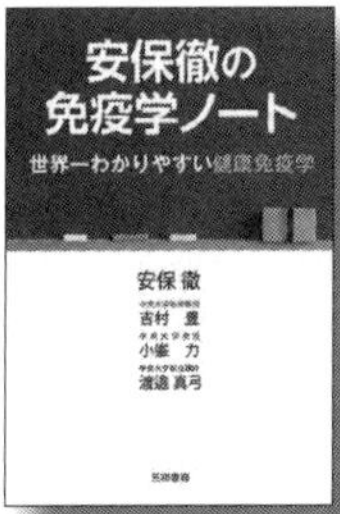

安保徹の免疫学ノート

世界一わかりやすい健康免疫学

安保徹 著　　A5 判　並製

定価：本体 2,400 円＋税

●複雑な自律神経のメカニズムや、病気発生の機序、現代医療の問題点まで、医学部の学生以外にもわかりやすく展開した大人気講義をここに公開。多くの病気の根本的な原因は、過度なストレスによる自律神経の乱れであることを本書ではわかりやすく追っている。たとえ病気になったとしても、自分の免疫力で健康を取り戻すことができるようになる。

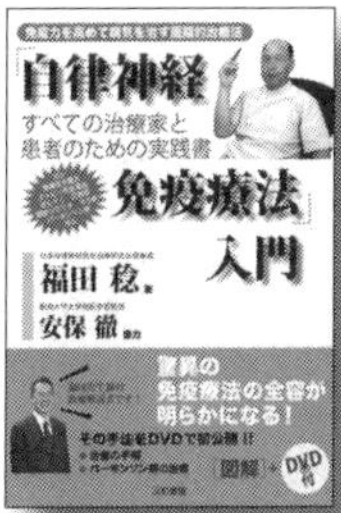

「自律神経免疫療法」入門

―すべての治療家と患者のための実践書―

福田稔 著　安保徹 協力　　A5 判　並製

定価：本体 3,000 円＋税

●自律神経免疫療法は、自律神経のバランスを整え免疫力を高めて病気を治癒に導く治療法。本書は少しでも多くの治療家のみなさんに治療の実際と理論を紹介すべく、治療の内容をまとめたものである。

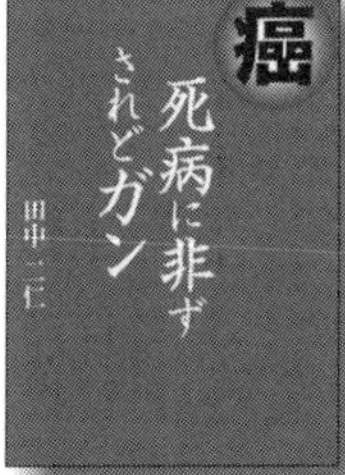

癌　死病に非ずされどガン

田中二仁 著　　A5 判　並製

定価：本体 2,000 円＋税

●著者の行う「正樹堂方式」の診療は、西洋医学と東洋医学を統合した診察･治療を行い、多くの完治例を得てきた。ガンの正体を、暴走を始めたおのれの細胞組織だと正確にとらえ、全身病・生活習慣病であるという認識のもとに免疫力を高めれば、予防も治療もできる。

三和書籍の好評図書

Sanwa co.,Ltd.

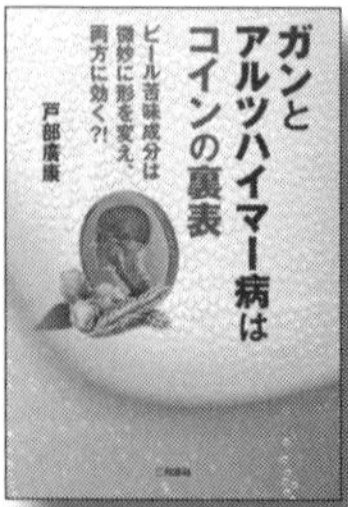

ガンとアルツハイマー病はコインの裏表

—ビールの苦み成分は微妙に形を変え両方に効く?!—

戸部廣康 著　　A5 判　並製

定価：本体 2,000 円＋税

●本書はガンとアルツハイマー病の関係をわかりやすく解説しながら、ホップ成分が人体に対して多種多用な薬理作用を有していることの研究報告である。ホップ成分の研究は、ガン及びアルツハイマー病の発症メカニズムを明らかにするとともに、ガンやアルツハイマー病の予防・治療薬の開発に、大きく寄与する可能性を示唆するものである。

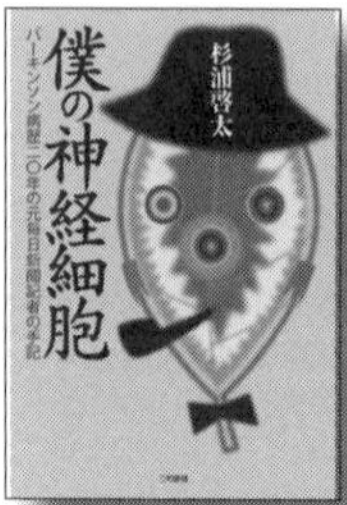

僕の神経細胞

杉浦啓太 著　　四六判　上製

定価：本体 1,600 円＋税

●パーキンソン病に向き合うすべての患者、ご家族の皆様を勇気づける一冊。難病と折り合いつつ生きる、知的で軽快なエッセイ。重病と折り合う生活を軽快な文体で描く。

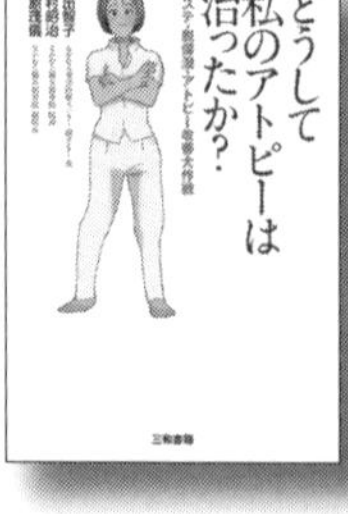

どうして私のアトピーは治ったか？

井出智子 笹原茂儀 中村昭治 共著　　四六判　並製

定価：本体 1,400 円＋税

●アトピー性皮膚炎の原因の多くは、筋膜や筋肉が硬くなることで血行不良に至り、それがもたらす新陳代謝の異常こそがアトピー性皮膚炎の主因である。著者らの勤務するなかむら鍼灸接骨院で行う筋・筋膜伸長療法は、硬く縮んだ筋肉を本来の状態に伸ばす治療法である。ステロイド剤、保湿剤を使わない治療により、アトピー性皮膚炎が完治した元患者の喜びの声も多数掲載している。

三和書籍の好評図書

Sanwa co.,Ltd.

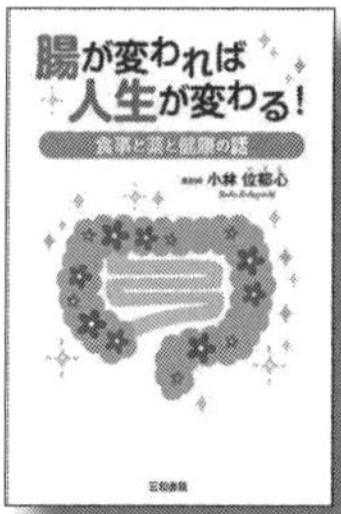

腸が変われば人生が変わる！

小林位郁心 著　　四六判　並製
定価：本体 1,400 円＋税

●薬剤師や臨床検査技師としてのキャリアを生かし、健康講座や講演会を開催している著者が、「人生のヒントになる本」をめざしたもの。特に〝腸〟に関する知見を中心に、ストレスを軽減して元気になる方法を伝授している。人生を豊かにする生き方のヒントが満載の内容となっている。

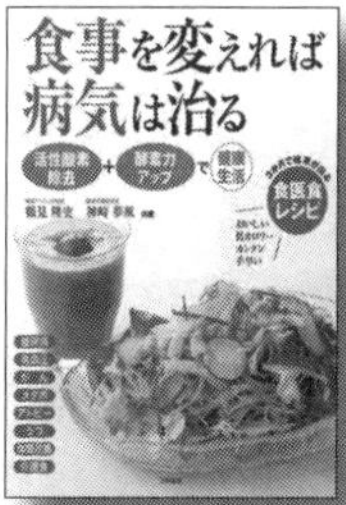

食事を変えれば病気は治る

鶴見隆史、神崎夢風 共著　　B5 変形判　並製
定価：本体 1,600 円＋税

●おいしい、低カロリー、カンタン、手早い。酵素栄養学の第一人者と食医食・活性酸素除去料理の 2 人がタッグを組んで作る健康料理ブック！　体質改善・疾患治療をはかる上での、かつてない強力な食事療法。

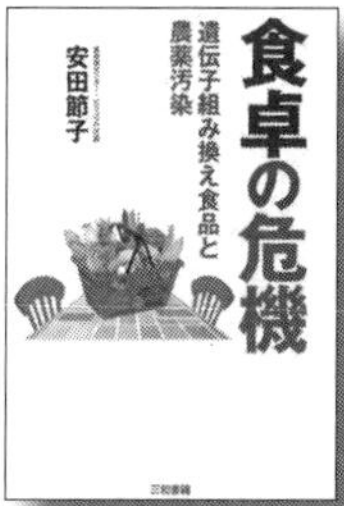

食卓の危機

安田節子 著　四六判　並製
定価：本体 1,700 円＋税

●日本は食糧自給率の低下を補うため輸入食糧に依存しており、安全かどうか検証と議論が不十分なまま、私たちの食卓に上がっている。安全性を阻害する農産物の遺伝子組み換えと農薬汚染は世界的な問題だが、日本は問題への認識が薄く、政府の対応は安全性の担保とは逆行している。本書は、日本国民の健康に直結する食の危機に警鐘を鳴らすことを趣旨としている。

三和書籍の好評図書

Sanwa co.,Ltd.

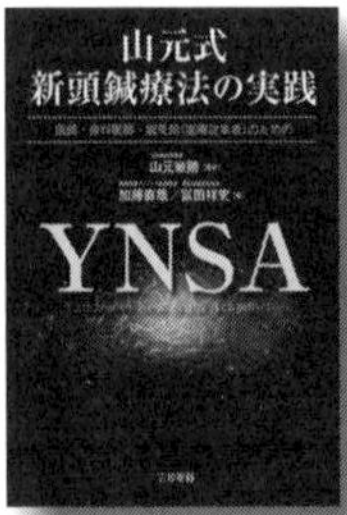

山元式新頭鍼療法の実践

山元敏勝 監修、加藤直哉 著、冨田祥史 著　　A5 判　並製
定価：本体 3,600 円＋税

●YNSA の初めての一般向け書籍として発売された「慢性疼痛・脳神経疾患からの回復　YNSA 山元式新頭鍼療法入門」から 7 年が経過し、上腕診断点、I ソマトトープなど新たに発見された診断、治療点を追記した。また、山元先生の YNSA の論文の解説や、難治性疾患の症例報告と実際に使った治療点などを追加した。さらに痛みについての新しい医学的知見などを加え、前回からはるかに進化した内容となっている。

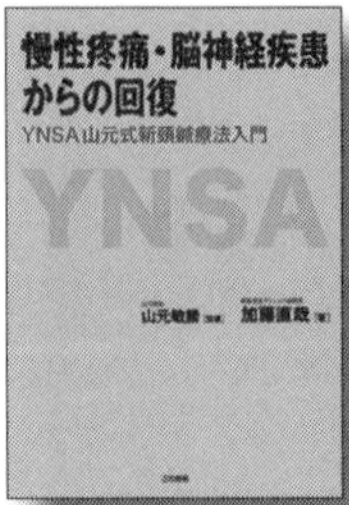

慢性疼痛・脳神経疾患からの回復

山元敏勝 監修、加藤直哉 著　　A5 判　並製
定価：本体 3,300 円＋税

●世界で 1 万人以上の医師が実践する驚異の頭鍼治療法 YNSA。すべての痛み、神経症状、不定愁訴などに即効性のある治療効果がある他、リハビリ以外に治療法がないとされる脳梗塞などにも顕著な効果を発揮する。

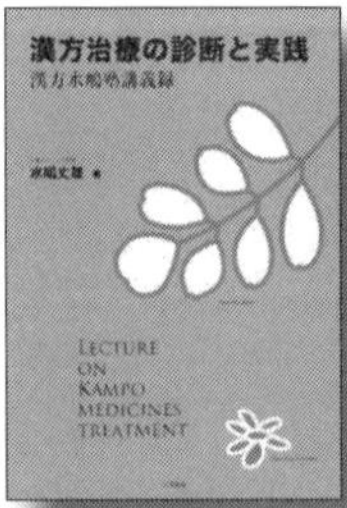

漢方治療の診断と実践

水嶋クリニック院長　水嶋丈雄 著　　B5 判　並製
定価：本体 4,600 円＋税

●漢方といっても日本漢方の流派や中医学のやり方など、さまざまな方法論がある。現代医学からみた漢方のとらえ方と、日本や中国のそれぞれのやり方について、長所と短所を網羅して解説。東洋医学的な脈診、腹診、舌診のやり方から自律神経のバランスと漢方製剤の関係、ヘルパー T 細胞の比率と漢方製剤の関係など、東洋医学と西洋医学を統合した診断法と治療のやり方がわかる本。